肠癌
知识知多少

顾 磊 蒋春晖 刘 晔◎主编

四川科学技术出版社

图书在版编目（CIP）数据

肠癌知识知多少 / 顾磊，蒋春晖，刘晔主编 .
成都 : 四川科学技术出版社，2024. 9. —— ISBN 978-7
-5727-1513-6

Ⅰ . R735.3

中国国家版本馆 CIP 数据核字第 2024YQ7355 号

肠癌知识知多少
CHANG' AI ZHISHI ZHI DUOSHAO

主　编　顾　磊　蒋春晖　刘　晔

出 品 人　程佳月

选题策划　鄢孟君

责任编辑　税萌成

助理编辑　翟博洋

封面设计　星辰创意

责任出版　欧晓春

出版发行　四川科学技术出版社

　　　　　成都市锦江区三色路 238 号　邮政编码 610023

　　　　　官方微博 http://weibo.com/sckjcbs

　　　　　官方微信公众号 sckjcbs

　　　　　传真 028-86361756

成品尺寸　185 mm×260 mm

印　　张　7.25

字　　数　145 千

印　　刷　三河市嵩川印刷有限公司

版　　次　2024 年 9 月第 1 版

印　　次　2024 年 10 月第 1 次印刷

定　　价　62.00 元

ISBN 978-7-5727-1513-6

邮　　购：成都市锦江区三色路 238 号新华之星 A 座 25 层　邮政编码：610023

电　　话：028-86361770

前　言

随着社会经济的发展和人民生活水平的提高，肠癌（因小肠癌发病率很低，本书主要讲大肠癌）的发病率逐年增加且有年轻化的趋势，给我国医疗卫生行业造成了沉重的负担。目前，人们对肠癌的认识相对匮乏，且对肠癌的早筛、早诊、早治没有足够的重视，导致大部分患者确诊肠癌时已处于中晚期，丧失了最佳的治疗时机。随着医学的进步，以靶向治疗、免疫治疗为代表的新的治疗手段不断涌现，为更多的肠癌患者带来了新的希望，而人们对此仍然知之甚少。

本书是一本关于肠癌的科普书，针对肠癌患者以及患者家属，从医患沟通和患者教育的角度，通过问答的形式，紧紧围绕肠癌的预防、筛查、临床表现、诊断、治疗过程中的核心问题展开，重点关注需要患者配合的诊疗措施以及相关不良反应等问题，旨在帮助患者及其家属正确认识肠癌，了解治疗过程以及治疗相关的风险及并发症，鼓励肠癌患者保持乐观的心态，以积极的态度和正确的方法配合治疗，战胜疾病，提高生活质量。

CONTENTS 目录

第一章　基础篇

1.肠癌是什么?

"肠癌",顾名思义,就是发生在肠道的癌症。在人体内,肠道上端和胃相连接,下端终止于肛门,是十分重要的消化器官,总长度为 7～8 m,从上到下依次为十二指肠、空肠、回肠、盲肠、结肠(又分为升结肠、横结肠、降结肠、乙状结肠)、直肠、肛管,其中十二指肠、空肠和回肠合称为小肠,而从盲肠到肛管的这一段肠道又称为大肠。肠道示意图见图 1-1。肠癌可以发生在肠道的任何部位,一般而言,肠癌是根据其发生的部位进行分类的,发生在哪个部位的癌症,就被称为某癌,如十二指肠癌、结肠癌、直肠癌、小肠癌、大肠癌等。

虽然整个肠道都可能发生癌症,但不同部位的发病率是不一样的,小肠癌的发病率较低,而大肠癌的发病率较高,是我国常见的恶性肿瘤之一,严重威胁人们的生命健康。

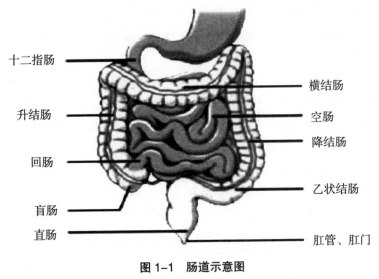

图 1-1　肠道示意图

2.我国肠癌发病情况如何?

不同部位肠道的癌症发病率是不一样的,小肠癌占胃肠道肿瘤的 1%～5%,占全身恶性肿瘤的 0.1%～0.3%,而大肠癌约占胃肠道肿瘤的 40%,占全身肿瘤的 10%。

大肠癌是我国常见的恶性肿瘤之一，每年新发的大肠癌病例数超过 51 万，排在所有肿瘤的第 2 位。其中在城市地区，大肠癌的发病率仅排在肺癌之后，位居第二；而在农村，大肠癌的发病率排在第 5 位。45 岁以上的人群发病率较高，且男性患者多于女性。每年因大肠癌死亡的人数约为 24 万，占全部恶性肿瘤死亡总数的 6.78%，排在第 4 位。

我国大肠癌的发病率和死亡率仍然处于持续上升的态势，因此防治工作任重而道远。

3. 什么原因可导致肠癌？

虽然肠癌确切的发病原因和机制还没有完全弄清楚，但一系列的研究表明，肠癌的发生与饮食结构和生活方式密切相关，而饮食结构、生活方式与经济发展水平又紧密关联，经济更发达的地区，肠癌的发病率更高。另外，肠癌的遗传倾向较为明显，有 20% ~ 30% 的肠癌与遗传有关，其中主要分两种情况：遗传易感性和遗传性肠癌。遗传易感性指的是遗传因素的影响或某种遗传缺陷，使得后代具有容易发生某些疾病的特性，简单地说就是亲属中有肠癌患者，其本人患肠癌的风险就会比一般人要高，血缘关系越近风险越大。遗传性肠癌中最具有代表性的是家族性腺瘤性息肉病，这种疾病如果不治疗，癌变率会非常高，而且后代遗传的概率为 50%。所以肠癌的发生既有外部的环境因素，又有内在的遗传因素，而且这两者常常相互作用、相互影响。

虽然肠癌和遗传的关系比较密切，但如果亲属中有人患肠癌也不必过于恐慌，因为遗传性肠癌所占的比例是比较小的，而遗传易感性只是提示患肠癌的风险要高一些，并不意味着一定会患上肠癌。另外，外部环境、个人生活习惯等也具有十分重要的影响，而且这些因素是可以避免或是可以进行干预的，比如避免不良的生活方式、调整饮食结构等，对预防肠癌都有明显的效果。

4. 饮食结构与肠癌密切相关吗？

随着人们生活节奏的加快和生活水平的提高，饮食结构有了较大的变化，表现为：多肉食、少谷物、少蔬果、高蛋白质、高脂肪、少纤维素，其主要特点可总结为"高能量、高脂肪、低纤维素"，这种饮食结构增加罹患肠癌风险的原因可能是高脂肪饮食改变了大便中的胆酸浓度，以及肉类在油煎和烘烤过程中可能产生了致癌物质。

国外曾有研究比较了人均每日脂肪摄入量不同的地区之间肠癌的发病率，人均每日摄入脂肪 120 g 以上的国家和地区，肠癌发病率较高，如北美、西欧、澳大利亚等。人均每日摄入脂肪 60 ~ 120 g 的国家和地区，其肠癌发病率次之，如波兰、西班牙等。人均每日摄入脂肪小于 60 g 的国家和地区，肠癌发病率较低，如泰国、哥伦比亚等。肠癌高发区和低发区的发病率可相差 6 倍以上，中发区、低发区也要相差 3 倍左右。而且研究发现，从低发区移民到高发区的人群，如果饮食结构和当地居民趋向一致，那么他们的肠癌发病率也会迅速升高，达到和当地居民同样的水平。如果移民后还保持原来的饮食和烹饪习惯，则肠癌发病率会明显低于当地居民。

上述研究有力地说明了饮食结构和肠癌之间有着密不可分的关系。其实这种关系也较容易理解：食物的转运、分解、吸收、排泄都离不开肠道，合理或不合理的饮食会给肠道带来正面或负面的影响，所以健康的饮食对保护肠道具有重要的作用。

5. 什么样的饮食方式可以降低肠癌的发病率？

既然我们已经知道饮食和肠癌的关系，而且也比较清楚什么样的饮食会增加患肠癌的风险，那么在日常生活中就应加以注意，改变不良的饮食习惯。具体来说，就是不要过多摄入高脂肪的肉类食物等，增加新鲜蔬菜、新鲜水果、谷物、豆类和薯类的摄入。有研究表明，新鲜蔬菜和水果的摄入量与肠癌的发病率呈负相关趋势。其中起重要作用的是膳食纤维，膳食纤维可以促进肠道蠕动、保持大便通畅，能够吸附肠道中的有害物质并将其排出体外，减少其在肠道内的存留时间，充当"清道夫"的角色。

这里需要说明的是，均衡饮食和饮食多样化是基本原则，不能因为惧怕癌症就彻底素食，或者因为某些食物可能有防癌效果就长期、过量地摄入，这种饮食方式同样是不合理的。

6. 便秘与肠癌有关吗？

便秘是人群中比较常见的症状，它指的是排便频率减少，一般而言，7 天内排便次数少于 3 次，且排便困难、粪便干结，就可以诊断为便秘。

便秘原因较多，大体上可分成两类。一类是功能性便秘，原因包括：进食、饮水减少或食物缺乏纤维素，对肠道运动的刺激减少；排便习惯受到影响；年老体弱、活动减少引起肠功能障碍；一些药物的不良反应等。另一类是器质性便秘，主要是肠道、肛门等处的疾病引起的，如痔疮、肛裂、肠粘连等，其中也包括肠癌。

便秘，尤其是慢性便秘可能是肠癌的早期症状，容易被忽视。对于中老年人，便秘反复出现或者和腹泻交替出现，特别是合并大便带血、腹痛、消瘦、腹部肿块的时候，要特别警惕肠癌的发生。有的时候，便秘可能是肠癌早期阶段的唯一症状。因此，我们不能忽视便秘，特别是慢性便秘，不能自己随意地用一些通便药物，而应该到医院就诊，将便秘的原因查清楚，以免延误病情。

7. 肥胖和肠癌有关系吗？

肥胖和很多疾病有明确的关联，如冠心病、高血压、糖尿病等。除了这些慢性疾病以外，肥胖还是多种癌症的主要危险因素，例如乳腺癌、肠癌、子宫内膜癌、肾癌、食管癌等。肥胖可导致体内激素水平变化，破坏细胞周期，引起代谢异常和炎症反应，以及增加脂溶性致癌物质潴留，从而诱发癌症。

研究提示，和正常体重人群相比，肥胖者患肠癌的风险更高，而向心性肥胖（如大腹便便）人群和男性肥胖人群的风险则更高。肥胖患者常常伴随不合理饮食，特别是高能量、高脂肪饮食，这就进一步增加了患肠癌的风险。还有研究发现，经常进行体育锻炼或从事体力劳动的人，肠癌的发病率较低，而这类人群鲜少肥胖，这从另一方面证明了肥胖和肠癌的关系。

那么什么是肥胖，如何判断是否肥胖呢？所谓肥胖指的是人体内脂肪储量超过正常人的平均水平，特别是以甘油三酯为主的体脂成分过多。判断是否肥胖的标准较多，其中比较方便的是体重指数（BMI），它的计算方法是用体重（kg）除以身高（m）的平方，BMI 为 18.5 ~ 23.9 kg/m² 时表示正常，BMI 为 24.0 ~ 27.9 kg/m² 时提示超重，BMI ≥ 28.0 kg/m² 时提示肥胖。需要说明的是，BMI 标准仅适用于成年人，儿童和青少年由于处于生长发育阶段，体重不断变化，并不适用于这个标准。

8. 精神和情绪状态与肠癌的关系大吗？

精神和情绪状态在很大程度上影响人们的身体健康和日常生活。现代医学越来越重视精神因素在疾病发生、发展和转归过程中的作用。临床上发现有许多疾病和精神因素有关，如高血压、功能性消化不良、肠易激综合征等。目前虽然没有足够的研究证据证明肿瘤和精神状态之间存在因果关系，但是临床上常见不少肿瘤患者在发病前有长期不良的精神状态，如焦虑、紧张、抑郁等。而且，不良的精神和情绪状态对机体的免疫功能有负面的影响。所以，保持良好的精神和情绪状态无论从疾病预防，还是从健康生活的角度来说，都应该得到重视。

我们应该在日常学习和工作中注意调节好自己的精神状态、情绪，对不良的精神刺激采取积极乐观的态度，做到心胸开阔、待人友善、乐观向上。对于心理、精神疾病要及时就医，尽早诊断和治疗，不要讳疾忌医。

9. 不良的生活方式对肠癌发生的影响有多大?

随着生活水平的提高,人们的生活方式也发生了巨大的改变,随之发生改变的还有疾病谱,原来多以感染性疾病、营养不良性疾病为主,现逐渐以慢性非传染性疾病更多见,如心脑血管疾病、肥胖症、糖尿病等。这种变化与经济发展、生活"富裕"密切相关。在"富裕病"中,恶性肿瘤的发病率和死亡率上升得尤为显著,其中与"富裕"较为相关的癌症有肺癌、乳腺癌、肠癌等。在经济发展水平较高的地区,这些癌症发病率的上升趋势尤其明显。

由此可见,生活方式与肠癌有密切的关系。那么生活中具体有哪些因素影响肠癌的发病率呢?首先是饮食,前面已经提到了"高能量、高脂肪、低纤维素"的饮食结构增加了罹患肠癌的风险。除了不合理饮食之外,体力活动减少与肠癌患病风险的升高也有密切的关系,"吃得多""动得少"带来的直接后果就是肥胖,而肥胖就是肠癌的高危因素之一。

既然生活方式和肠癌的发生有关,那么我们就可以对不良的生活习惯加以改变:减少高脂肪肉类的摄入,增加膳食纤维的摄入,保持适当的体育锻炼,控制体重避免肥胖。通过形成健康的生活习惯来降低肠癌的发病率,这在国外已经有了先例,例如美国从 20 世纪 50 年代起倡导改变饮食习惯,经过多年的努力后,美国大肠癌的发病率呈明显下降趋势。

10. 需要对反复发生的"慢性肠炎"提高警惕吗?

我们在临床上经常碰到一些患者有反复腹痛、腹泻或者便秘的情况,有时甚至还伴有大便带血或脓血便,症状时轻时重,患者经常会认为自己得了慢性肠炎。其实"慢性肠炎"这个诊断,严格来说是不存在的。如果是由细菌、病毒、真菌或寄生虫等引起,我们称之为感染性腹泻,除了有腹痛、腹泻等表现外,部分患者还可有发热和里急后重(感觉总是排不干净、便意急迫)。根据病程长短不同,感染性腹泻分为急性和慢性两类,慢性病程一般在一个月以上,临床上常见的有慢性细菌性痢疾、慢性阿米巴痢疾、血吸虫病。还有一些腹泻是非感染性因素所引起的,如溃疡性结肠炎、克罗恩病、结肠息肉等。肠癌有时也表现出相似的症状,所以,如果有类似慢性肠炎的症状,而且经常反复、迁延不愈,就要提高警惕,及时就医,以免延误病情。

(1)溃疡性结肠炎与肠癌的关系

溃疡性结肠炎是一种病因尚不明确的肠道炎症性疾病,临床表现为腹泻、腹痛、黏液脓血便，病情轻重不一，时常反复，有时还合并关节炎等肠外表现。它的诊断主要依靠结肠镜，在结肠镜下可以看到大片肠黏膜粗糙、质地脆、易出血，可有脓性分泌物，病变严重的肠黏膜可以看到糜烂或溃疡。这种疾病发生的高峰年龄是 20 ~ 40 岁，男女发病率无明显差别。

溃疡性结肠炎主要破坏的是肠黏膜层，疾病在缓解的时候黏膜可以修复，但会产生瘢痕，在后期可形成息肉。溃疡性结肠炎会引发癌变，此类患者肠癌的发病风险是一般人群的 5 ~ 6 倍，并且病变的范围以及病程的长短与之相关。根据统计，病变若仅累及直肠，患肠癌风险会提高 0.7 倍；若病变累及左侧结肠，患肠癌风险会提高 1.8 倍；如果蔓延至整个结肠，肠癌发病风险会提高近 14 倍。病程 20 年的患者癌变率约为 7%，病程 25 年的为 7% ~ 14%，如果病程达到 35 年，癌变率可高达 30%。此外，如果把腹泻、大便带血视为结肠炎的病情反复，可导致诊断延迟。

因此，溃疡性结肠炎患者是肠癌的高危人群，对于这类患者要时刻注意肠癌的预防，定期的结肠镜检查是十分有必要的，一旦发现有癌变趋势就应及时进行手术切除。

（2）克罗恩病与肠癌的关系

克罗恩病和溃疡性结肠炎都属于炎症性肠病，其病因也不明确。临床表现以腹痛最为多见，腹泻也较为常见，由于该病可以引起肠粘连、肠壁增厚或局部脓肿，因此有时候可在腹部摸到肿块。相对于溃疡性结肠炎，克罗恩病的黏液脓血便较为少见。诊断主要也是依靠结肠镜，可以看到病变呈节段性（跳跃性）分布，可见到纵行溃疡，溃疡周围的黏膜可见鹅卵石样改变。发病的高峰年龄在 18 ~ 35 岁，男女之间发病率无差异。克罗恩病长期患者，特别是发病年龄在 30 岁之前的，肠癌患病风险为一般人群的 4 ~ 20 倍，并且肠癌的发病平均年龄在 49 岁，比一般人群的发病时间早 10 年，从克罗恩病发展到肠癌的平均时间为 20 年。所以，克罗恩病患者也是肠癌的高危人群，定期的结肠镜检查同样必不可少，并且随着病程的延长，检查的间隔应逐渐缩短。

11. 什么是肠息肉、肠腺瘤？与肠癌有关吗？需要治疗吗？

肠息肉是肠黏膜表面突出的赘生物的统称。从病理上区分，肠息肉包括增生性息肉、炎症性息肉、错构瘤、腺瘤等。因此，肠腺瘤是肠息肉的一种类型。还有一种分类方法，就是根据组织学将息肉分为肿瘤性息肉和非肿瘤性息肉，腺瘤就属于肿瘤性息肉，而增生性息肉、炎症性息肉、错构瘤属于非肿瘤性息肉。

腺瘤是最为常见的肠道息肉，包括三种类型：管状腺瘤、绒毛状腺瘤和管状绒毛状腺瘤。腺瘤是具有癌变可能的，其癌变率主要与腺瘤的类型、大小以及合并上皮异型增生的程度有关。管状腺瘤的癌变率小于 5%，管状绒毛状腺瘤癌变率为 23%，而绒毛状腺瘤的癌变率在 30% ~ 70%。另外，腺瘤直径在 0.5 cm 者癌变率 ≤ 0.1%，< 1 cm 者癌变率为 1% ~ 3%，1 ~ 2 cm 者为 10%，而 > 2 cm 者为 30% ~ 50%。合并轻度上皮异型增生的腺瘤癌变率较低，如果是重度上皮异型增生，癌变率可达 27%。

目前研究认为，80% 以上的肠癌是由腺瘤演变而来的，因此凡是检查发现腺瘤均应该切除。在做结肠镜检查的时候，由于对腺瘤和其他肠息肉进行肉眼辨别有时较为困难，因此息肉大多会被切除，然后进行病理学诊断是否为腺瘤。30% 以上的腺瘤切除患者会再长出新的腺瘤，所以这些患者治疗后仍然是高危人群，需要密切观察。

12. 放射线照射会引起肠癌吗?

一定剂量的放射线对细胞有破坏作用，可以损伤细胞内的脱氧核糖核酸（DNA），引起细胞恶变。不过在日常生活及一般的医学检查中，人体接受的放射线剂量很低，不会引起相关的病变。

受到较高剂量放射线的群体大多数是那些接受放射治疗（简称放疗）的肿瘤患者。在临床上时常会发现有些肿瘤患者在经过治疗后，原来的肿瘤被治愈了，但若干年后在身上又发现了新的肿瘤，这被称为"第二肿瘤"。第二肿瘤的发生和放疗有一定的关系。例如，盆腔进行放疗之后，肠癌的发病率有升高的趋势，以子宫颈癌为例，接受了放疗的患者，其患肠癌的风险比一般人高 4 倍。

需要说明的是，如果因为惧怕患上"第二肿瘤"而拒绝本应该进行的放疗，这实际上对患者来说是没有好处的，而且会对治疗效果产生极大的影响。只要严格地评估病情，规范地进行放疗，患者就不用过于担心此类风险。

13. 亲属得了肠癌，其他家庭成员患肠癌的风险高吗?

肠癌的发生除了与生活方式、环境等因素相关外，遗传因素也具有相当重要的作用。临床上经常会有患者和家属通过阅读一些科普文章和图书去了解相关的知识，会向医生询问类似本篇标题的问题。

研究表明，由于遗传的关系，子女可能会从父母那里获得一些肠癌的易感基因，从而导致患肠癌的风险增加。肠癌患者的子女患肠癌的风险比一般人高 2 ~ 4 倍。部分患者的配偶虽然与之生活在同一家庭，饮食相同，但肠癌的发生概率并未上升，这就说明了肠癌可能具有一定的遗传概率。

进一步的研究发现，在肠癌的亲属中进行结肠镜检查，有约 45% 的人被检出腺瘤，而患者配偶中腺瘤的检出率仅 5%。腺瘤是癌前病变，有比较高的癌变率，所以肠癌患者的亲属是肠癌的高危人群，但是我们对此也不必过于恐慌，因为这些风险的增加率是基于大规模人群调查所得出的平均数字，对于个人而言，并不一定会有如此高的风险。在日常生活中我们要注意养成良好的生活习惯，健康饮食，控制体重，经常锻炼，还要注意定期进行体检，最好咨询医生，制订一个详细的健康观察计划。

14. "家族性腺瘤性息肉病"和"林奇综合征"与肠癌有多大关系？

这两种疾病均为常染色体显性遗传病。

家族性腺瘤性息肉病是在家族中遗传的疾病，而且是有癌变可能的腺瘤疾病。患者子女有 50% 的概率会得这种病。目前已确定该病的发生和染色体 5q21 上的 *APC* 基因突变有关。这类患者在 5 ~ 10 岁的时候就会出现腺瘤，到 25 岁的时候约有 90% 已出现腺瘤。这种腺瘤不像常见的腺瘤是单个或数个，而是数十、数百个，大部分在一百个以上，甚至数千个，布满整个结肠。如果不进行治疗，癌变率非常高。由此病演变而来的肠癌占所有肠癌的 0.2% ~ 1.0%。家族性腺瘤性息肉病的治疗方式是手术切除病变的肠道，预防肠癌的发生。

林奇综合征是由错配修复（MMR）基因突变所致，患者的一级亲属中约 80% 会发病。所有肠癌患者中有 2% ~ 4% 的人患有该病，其发病率比家族性腺瘤性息肉病要高。林奇综合征又被称作遗传性非息肉病性结直肠癌。一方面，它是一种遗传病，不过不像家族性腺瘤性息肉病那样长那么多的腺瘤性息肉；另一方面，它引发肿瘤的风险很高，其中肠癌的风险在 40% ~ 80%。不单单是肠癌，林奇综合征引发其他肿瘤的风险也不低，例如子宫内膜癌被引发的风险在 25% ~ 60%，卵巢癌在 4% ~ 24%，胃癌在 1% ~ 13%。目前，林奇综合征没有特别的治疗方法，主要是加强观察。患者在 20 ~ 30 岁时就要开始关注相关高发肿瘤，一旦发现肿瘤的迹象，就要开始相应的治疗。

15. 哪些人是肠癌的高危人群？

我们经常会听到一个专业术语：高危人群。在这里，"高危"指的是具有一些容易使人患上某种疾病的危险因素，"高危人群"是指具有这些危险因素的群体，而"肠癌的高危人群"指的是具有发生肠癌危险因素的人群，他们相对于普通人群，肠癌的发病率更高，所以他们是预防和监控的重点对象，也是肠癌筛查的重点目标。

肠癌的高危人群主要包括：①肠癌高发地区的中老年人（大于 40 岁），特别是"三高饮食"和肥胖的人。②肠腺瘤患者。③肠癌患者直系亲属。④林奇综合征、家族性腺瘤性息肉病患者。⑤溃疡性结肠炎、克罗恩病患者。⑥盆腔接受过放疗的患者。⑦以往患过肠癌的患者，有研究表明，2.5%～11.0%的肠癌患者在手术后可在余留的肠道中再长出新的肠癌。⑧有肠道症状的人群，如反复便秘、腹痛、便血的患者，不能掉以轻心，轻率地将其认为是痔疮、肠炎等。

除上述情况外，吸烟者、酗酒者、乳腺癌或女性生殖系统癌症患者、肾癌或膀胱癌患者、做过输尿管乙状结肠吻合术者、免疫功能缺陷者、糖尿病患者也应该加以注意，因为他们患肠癌的风险也比一般人要高。

对肠癌高危人群进行定期筛查和检测，有助于早期诊断，有利于降低肠癌的发病率和死亡率。

16. 肠癌会传染吗？

传染病之所以能够进行传染，主要是因为病原体可以在离开一个人身体以后，通过某种途径传播到另一个人身上。传染的发生必须同时具备三个条件——传染源、传播途径、易感染人群，三者缺一不可。病原体必须在离开传染源后，能够在空气、水源或血液、分泌物等途径或媒介向外扩散的过程中存活下来，而后在新的人体中留存下来并增殖。能满足这些条件的病原体多为细菌、病毒、寄生虫等微生物。癌细胞本身不满足上述这些传播条件，癌症也不是某种病原体感染导致的疾病，因此癌症患者也不是传染源。所以包括肠癌在内的癌症都不是传染病。

有一些肿瘤的发生和微生物相关，如肝癌与肝炎病毒，子宫颈癌与人乳头状瘤病毒，胃癌与幽门螺杆菌。这里的肝炎病毒、人乳头状瘤病毒和幽门螺杆菌均有传染性，但肝癌、子宫颈癌、胃癌的癌细胞是不具备传染性的。

因此，我们不需要惧怕和癌症患者接触，也不应该"歧视"癌症患者。在注意日常卫生的条件下，我们应该多接近癌症患者，多从精神和心理方面帮助他们，使他们增强自信，获得战胜癌症的勇气。

17. 肠癌可以预防吗？ 哪些药物可以预防肠癌？

看到这里，相信大家已经对肠癌有了比较深入的了解，肠癌是一种和不良生活方式、环境以及遗传因素密切相关的疾病。通过改变生活方式，可以明显降低肠癌的发病率，如减少"高能量、高脂肪"饮食，增加新鲜水果和蔬菜的摄入，戒烟和戒酒，加强身体锻炼，控制体重，减少体内脂肪储量。这些措施对预防肠癌均有积极的作用。

对于具有肠癌高危风险的疾病要积极进行治疗，如溃疡性结肠炎和克罗恩病，在经过积极和有效的治疗、病变范围和程度得到控制后可以降低肠癌的发病率；肠腺瘤早期在结肠镜下切除则能杜绝癌变的可能。

至于其他的高危人群，如肠癌高发地区的中老年人、肠癌患者的亲属、林奇综合征患者、家族性腺瘤性息肉病患者、盆腔放疗者、肠癌手术治疗后的患者、有肠道症状的人群，肠癌的定期筛查是十分重要的预防手段。

现在市面上有一些保健品声称有预防癌症的功效，人们也经常在说补钙、补硒或补充维生素可以预防癌症，但这些说法都缺乏科学依据。

18. 筛查可以早期发现肠癌吗？如何进行筛查？

肠癌的早期发现和早期诊断对提高治愈率、降低死亡率具有十分重要的作用。但是肠癌的起病常常比较隐匿，很多患者早期并没有明显的症状，出现相关症状时，疾病往往已经到了晚期，失去了根治的机会，这样的患者在临床上占大多数。由此可见，我们还需要其他方法来提高肠癌的早期诊断率。

现在已经有研究证明，在肠癌的高危人群中进行筛查可以有效地提高早期肠癌的检出率，除此之外，还可以通过及时治疗一些癌前病变，降低肠癌的发病率。美国有研究表明，近年来在使肠癌发病率和死亡率下降的因素中，定期筛查排在首位，其次是生活习惯的改变，治疗手段的发展仅排在第三位。

那么如何进行肠癌的筛查呢？筛查主要针对的是肠癌的高危人群，主要手段是粪便隐血检查和结肠镜检查，根据不同的危险因素有不同筛查方法。对于普通人群，可从 40 岁开始，每年进行粪便隐血检查，如有异常就到医院接受结肠镜检查。50 岁以上的人应常规接受结肠镜检查，如发现息肉，摘除后每 1 ~ 3 年复查一次，如没有发现异常可每 5 ~ 10 年复查一次。如果有肠癌家族史，肠镜检查年龄从 40 岁开始，检查间隔缩短为 3 ~ 5 年。对于溃疡性结肠炎和克罗恩病患者，结肠镜检查可以每 1 ~ 2 年一次。需要说明的是，粪便隐血检查推荐使用免疫法，检查 2 次，间隔时间为一周。结肠镜检查应该包括整个结肠，不要遗漏。

除了结肠镜和粪便隐血检查之外，近年来临床也发展了一些其他筛查技术，如结肠计算机断层成像（CT）技术、粪便 DNA 检测、血浆 *Septin9* 基因甲基化检测等，这些都是无创筛查技术，患者痛苦少，但由于特异性和敏感性的问题，还不能替代现有的结肠镜检查。

第二章　症状篇

1. 什么是癌前病变?

所谓癌前病变,是指继续发展下去具有癌变可能的某些病变,但癌前病变并不是癌,不是所有的癌前病变都会演变成癌,只有其中的一部分可能演变成癌。

癌前病变是恶性肿瘤发生前一个比较特殊的阶段,一般而言,几乎所有的恶性肿瘤都有癌前病变的阶段。肠癌的癌前病变较多,如肠腺瘤性息肉等,多数肠癌是由这些癌前病变发展而来的,所以对这些癌前病变应该积极治疗,防患于未然。

2. 肠癌癌前病变有哪些?

容易引发肠癌的疾病统称为肠癌癌前病变,主要包括以下几类:①大肠息肉;②大肠腺瘤;③炎症性肠病;④结肠血吸虫病;⑤多发性家族性结肠息肉病;⑥家族性腺瘤性息肉病。

3. 癌前病变是怎样变成肠癌的?

癌前病变其实是普通的疾病,只是具有潜在癌变的风险。肠癌癌前病变是怎样变成肠癌的呢?从癌前病变发展到癌症需经历多个过程,这就好比一个人由好变坏的过程,受社会风气、家庭环境、自身性格等多因素影响。如在错误的道路上放任不管,无疑会铸成大错。肠道也是如此,绝大多数人在出生的时候,肠道都是健康的,而成长过程中的一些不良生活习惯、外来刺激等,致使正常的组织发展成癌前病变,然后再发展成癌症。只要在癌前病变阶段及时予以干预治疗,就有可能阻止其进一步发展;若放任不管就有发展成癌症的可能。

4. 有办法阻止癌前病变变成肠癌吗?

癌前病变不是癌，也不一定会变成癌，但绝不能忽视。肠癌的发生是遗传因素和环境因素长时间综合作用的结果。我们不能改变自己的遗传基因，但环境因素还是能改变的，健康的生活方式是阻止癌前病变变成肠癌的较为可行的方法，包括远离烟酒、规律作息、科学饮食、适当运动、心情愉悦等。

5. 什么是高级别上皮内瘤变?

上皮内瘤变是临床病理诊断中常用的一种诊断术语，一般可分为低级别上皮内瘤变和高级别上皮内瘤变。高级别上皮内瘤变的意思是细胞实际上已经出现恶变趋势，但还没有开始向深层次生长，相当于种子发了芽，但还没生根。高级别上皮内瘤变一般不难处理，预后也较好。

6. 什么是肠息肉?

肠息肉是指发生在大肠的一类从黏膜表面突出到肠腔的隆起性病变，包括肿瘤性和非肿瘤性，在病理未明确之前统称为息肉。根据病理学分类，肠息肉可分为腺瘤性息肉、炎性息肉、错构瘤性息肉、化生性息肉等几类。腺瘤性息肉是公认的癌前病变。炎性息肉为非肿瘤性息肉，一般没有恶变倾向。错构瘤性息肉有癌变的可能。化生性息肉又叫增生性息肉，是结直肠中最常见的非肿瘤性息肉。以上这些虽然都是肠息肉，但转归却相差悬殊。

7. 长了肠息肉该怎么办?

肠息肉是一大类性质尚未明确、转归相差悬殊的疾病，而不是一种具体的疾病。因此，长了肠息肉，首先要做的是明确息肉的性质。对于癌前病变类息肉，治疗方法主要依据息肉的大小、部位及医生的经验和能力，力争肠镜下切除息肉。近年来，肠镜下息肉切除技术发展较快，能替代部分外科手术，但较大的息肉还是需要手术才能切干净。切了息肉以后要密切观察。

8.肠息肉切除后还会复发吗?

肠息肉因息肉性质的不同,复发可能性相差较大,且因人而异。虽然规范的内镜切除息肉能做到连根拔除,但没有改变滋生息肉的"人体内环境",息肉复发难以避免。不规范的内镜切除息肉类似于割韭菜,复发的可能性就更大。息肉割了以后并非高枕无忧,不排除复发的可能。

9.长了肠息肉多长时间做一次肠镜检查较合适?

为了防止肠息肉切除后复发,一定要定期做肠镜复查。根据息肉的大小、数目、类型等因素,肠镜检查随访的时间也是不同的。《中国早期结直肠癌筛查及内镜治疗指南》对结肠息肉/腺瘤切除术后的复诊间隔时间做出以下推荐,见表2-1。

表2-1　结肠息肉/腺瘤切除术后肠镜检查复诊间隔时间

初次结肠镜检查结果	结肠镜检查复诊间隔时间
无息肉	3~5年
直肠、乙状结肠增生性小息肉(<10 mm)	2~3年
1~2个<10 mm的管状腺瘤	1~3年
3~10个管状腺瘤	1~2年
>10个腺瘤	1年
≥1个且>10 mm的管状腺瘤	1~2年
≥1个绒毛状腺瘤	1~2年
腺瘤伴高级别上皮内瘤变	1~2年
<10 mm且无上皮内瘤变的无蒂锯齿状息肉	2~3年
≥10 mm或伴有上皮内瘤变的无蒂锯齿状息肉或传统锯齿状腺瘤	1~2年
锯齿状息肉综合征	1年

有结直肠癌家族史的高危人群,建议每年做1次肠镜检查。其他情况的人群,可参照上述表格,最好能依据指南,定期检查。同时,也要提醒大家切记不能盲目对号入座,还是需要由专业的医生来制订治疗措施。

10.阑尾炎怎么就变成肠癌了呢?

阑尾炎和肠癌,看似有很大差别的两种疾病,可为什么"眼睛一眨,老母鸡就变鸭"了呢？首先，要弄清楚阑尾及盲肠的位置。阑尾是长在大肠起始部位上的一条功能退化了的"小尾巴"，而大肠的起始部分称之为盲肠，位于右下腹，连接小肠。因为位置相同，生病后有时表现出的症状非常类似，所以民间有人将阑尾炎称之为盲肠炎。阑尾炎并发阑尾周围脓肿时，容易被误诊为盲肠癌；而盲肠癌如果溃破感染也容易被误诊为阑尾炎或阑尾脓肿。虽然医生可以通过 CT、磁共振成像（MRI）或肠镜检查来进行鉴别，但还是会有将肠癌误诊为阑尾炎的情况发生。此外，有些慢性阑尾炎反复发作也可能会发生癌变。阑尾炎是肠癌的高危因素之一，所以如果有阑尾炎反复发作史的人，还是建议切除掉这根可能会惹大麻烦的"小尾巴"。

11. 什么是炎症性肠病？

所谓炎症性肠病，和普通吃坏了东西腹泻、细菌感染引起的急性肠炎不是一回事。它是特指一些有病理改变的慢性肠炎，主要包括溃疡性结肠炎和克罗恩病两种。其实，炎症是人体应对损伤性刺激的防御性反应，人体的防御系统以炎症反应的形式与引起损伤的"元凶"搏斗，并修复已发生的损伤。如果引起损伤的"元凶"反复对肠道发起攻击，人体就会反复还击，肠道就反复发生炎症反应，如果人体无法完胜，被迫进入相持阶段，就会形成炎性肠病。损伤、修复次数多了，修复难免会发生错误，过度修复甚至会导致癌变。炎症性肠病不容易痊愈，因此要趁早防范，它们虽然不是洪水猛兽，但是却暗藏"杀机"，一旦患病，必须积极治疗，降低患癌风险。

12. 什么是结肠占位？

医生说的结肠占位，一般是指结肠里长了通过 CT 等检查可发现的体积相对较大的肿块，在性质未明确之前，笼统称为"结肠占位"。类似于道路旁边或道路上突然出现了一个东西，可能是车上掉下来的，也可能是新长成的树木，也许是临时的，也许是永久性的，统称为"占道"，这种"占道"会影响道路的通畅。由于结肠占位中可能隐藏着"肠癌"，医生会认真进行甄别，弄清占位到底是来自肠腔内还是肠壁或肠外，往往要通过肠镜取肿块组织化验来定性。即使不是肠癌，肠道发生占位，如同道路被占道容易造成交通堵塞一样，肠道也会发生堵塞，这种情况称之为肠梗阻。因此，若出现结肠占位，不可不闻不问。

13.肠炎、肠占位、肠癌到底有什么关系？怎样区分？

肠炎是肠道发生的防御性反应类疾病的统称；肠占位是肠里长的通过 CT 等检查可发现的体积相对较大的肿块的统称；肠癌是指结直肠上长出了癌组织。三者之间可以说是"你中有我，我中有你"，可以单独存在，也可能是同时或先后出现。肠炎、肠占位、肠癌三者之中以肠癌的危害最大。要明确诊断，离不开肠镜检查，不能单纯根据一些症状草率地下结论。

14. 易与肠癌混淆的疾病有哪些？

多数人多多少少都会碰到肠道问题，如大便带血、大便次数太多或大便排不出、腹胀等，其源头大多可能是肠炎、痔疮、肠息肉等良性疾病，而肠癌这一恶性疾病也可能混迹其中。肠癌，从它长出来后的很长一段时间内都不会引起人体明显不适，有的人虽然有些不适，但是症状大多与痔疮等良性疾病极其类似，然而后果却与痔疮有天壤之别。因此，如果出现大便异常等症状，经治疗后无明显好转或好转后很快又"卷土重来"，一定要警惕肠癌的可能。

与肠癌有相似表现的疾病主要有痔疮、结直肠息肉、肛裂、肠结核、淋巴瘤、各种肠炎等。如果被诊断为这些病，要想到有与肠癌混淆的可能。这些疾病的诊断，一定要由专业医生下结论，切不可自行判断。

15. 大肠癌的常见临床表现有哪些？

大肠癌是直肠癌与结肠癌的统称，近年来大肠癌发病率显著升高。大肠癌的症状常常容易与一些常见的大肠良性病变相混淆，如便秘、痔疮等，由于这些疾病症状相似，一些大肠癌的早期症状常被忽略，它被当成普通疾病而未被重视。另外，有一些大肠癌在早期多无症状，或者症状不明显，等到肿瘤逐渐长大出现严重的症状，甚至扩散到身体的其他部位时才被发现，这时常常已经失去了治疗大肠癌的最佳时机。因此，我们很有必要了解一下大肠癌的常见表现，尽可能做到早发现、早治疗。大肠癌常见的临床表现如下。

（1）排便习惯改变

排便习惯改变是大肠癌最早出现的症状。多数表现为大便次数增多，粪便不成形、稀便或黏液血便等，常被患者误认为肠炎、痔疮等。如果肿瘤靠近肛门口，则随着肿瘤的生长变大，大便可以逐渐变形和变细，甚至引起排便困难。

（2）腹部肿块

腹部肿块是大肠癌的常见症状之一。当肿瘤长到一定程度时，腹部可摸到肿块。肿块一般质地较硬，不规则，有的可以活动，有的则固定不能移动。

（3）便血

便血既是结肠癌的主要症状，也是直肠癌最先出现和最常见的症状。肿瘤表面与粪便摩擦后易出血。由于肿瘤所在部位不同，出血量和性状也各不相同。低位大肠中粪便较硬，故出血较常见。右半结肠癌因大便尚处于半流体性状，故出血量相对较少，且血混于粪便中后，使大便状态改变，呈果酱状。如果病变远离肛门，只有少量出血，有时需要通过化验的方法才能发现大便中的血，这时称为隐性出血，也称粪便隐血阳性；对肉眼发现的出血，患者有时也不太重视，常被误认为"痔疮"出血而延误了最佳的治疗时机。

（4）肠道梗阻

肿瘤部位因肠蠕动加强，可发生腹痛。当肿瘤长至相当体积或浸润肠壁，可引起病灶部位隐痛。肠管狭窄时可出现肠鸣、腹痛、腹胀、便秘及排便困难等肠梗阻症状。病灶位于直肠时可出现大便变细，进一步发展可出现完全性肠梗阻。

（5）全身及其他症状

患者可有不同程度的贫血、营养不良、疲乏和体重减轻等。肿瘤继发感染或坏死可引起畏寒及发热。穿孔可引起全腹疼痛。侵及泌尿系统可引起尿频、尿急、尿痛等症状。晚期可出现肝大、黄疸、腹水等症状。

16. 右半结肠癌的临床表现有哪些特点？

结肠起始于盲肠上端，包绕于空、回肠周围，在第 3 骶椎平面续于直肠，长约 1.3 m。根据位置，可将结肠分为升结肠（长约 15 cm）、横结肠（长约 50 cm）、降结肠（长约 25 cm）和乙状结肠（长约 40 cm）。右半结肠主要指升结肠所在的部位，右半结肠较宽。食物的吸收主要是在小肠内完成，等到食物到达结肠乃至直肠时，几乎已变成待排泄的废物。人们嚼吞食物之后，通过小肠先到右半结肠，再到左半结肠，最后到达直肠。食物残渣到右半结肠时，仍有部分液体没有被完全吸收，此时的肠内容物呈液状。由于右半结肠的结构和生理特征，当发生右半结肠癌时可出现以下表现。

（1）大便改变

早期粪便稀薄，有脓血，排便次数增多，与癌肿形成有关。待肿瘤体积增大，影响粪便通过时，可交替出现腹泻与便秘。出血量小，随着结肠的蠕动与粪便充分混合，肉眼观察不易看出，此时粪便隐血试验常为阳性。

（2）腹部包块

腹部包块是右半结肠癌最常见的表现，约有 1/10 的患者第一个明显的症状就是发现腹部有包块。腹部包块可由肿瘤本身引起，也可因肿瘤侵及肠壁或邻近器官所致。因右半结肠的肠腔较宽，肠壁也比较薄，伸展性大，加上这里的粪便呈液体状，故在摸到肿块时，肿瘤已长得很大了。

（3）腹痛

腹痛亦是右半结肠癌患者就诊的主要症状之一。有报道认为腹痛居右半结肠癌各种症状的首位。患者可在进食后有右侧腹部隐痛和胀痛。有时可类似于胆囊炎和十二指肠溃疡的症状，这主要由腹痛定位不准确造成的。部分患者的腹痛可因体位的变化或活动而加剧。部分患者还可因出现肠梗阻而发生腹痛，可同时伴有停止排便、腹胀等症状。个别患者还可因癌肿溃破而引起急性腹膜炎，出现腹部剧痛、压痛与板状腹等表现。

（4）全身症状

右半结肠癌可因侵入较大血管而发生便血，但更具有特征性的表现是由长期慢性失血造成的慢性贫血，患者常因贫血后出现乏力、头晕而就医，所以当中老年人出现无明显原因可以解释的贫血时，要想到右半结肠癌的可能，可以多做几次粪便隐血检查。

17. 左半结肠癌的临床表现有哪些特点？

左半结肠主要指降结肠和乙状结肠所在的区域，左半结肠较狭窄。人们嚼吞食物之后，通过小肠先到右半结肠，再到左半结肠，最后到达直肠。食物残渣到左半结肠时，肠内粪便由于水分被吸收而变得干硬。左半肠癌多数为浸润型，也就是癌肿沿着肠腔四周环形生长，引起肠腔环状狭窄。故临床表现主要为急、慢性肠梗阻。因肿块体积较小，既少溃破出血，又无毒素吸收，故罕见贫血、消瘦、恶病质等现象。

癌肿如果位于左半结肠，其突出症状为大便习惯改变、黏液血便或血便、进行性肠梗阻等三大表现。左半结肠的肠腔狭小，粪便由右半结肠进入左半结肠，由于水分的吸收，粪便逐渐由液态变为固态，并且原发癌多呈环状浸润生长，易致肠腔缩窄，故便秘多见。随着缩窄处上端的肠腔积液增多，肠蠕动亢进，故在便秘后又可出现腹泻，两者常交替出现。便血亦是左半结肠癌最常见的症状之一，由于左半结肠肠腔小，粪便为固体，而固体粪便对癌肿的摩擦及左半结肠的蠕动较右半结肠强均易造成癌肿表面损伤、破裂，引起出血，出血后肠腔内的血液与粪便混合不均匀，又很快排出体外，故常为肉眼血便，若继发感染时常为黏液血便或脓血便。由于肉眼便血多见，患者常就医较早，因长期慢性失血所致贫血就不如右半结肠突出。

癌肿向肠壁四周浸润致肠腔狭窄引起的肠梗阻多为慢性不完全性，这就如水管内壁长了一层厚厚的青苔，堵住了水流，因此肠梗阻也可形象地理解为"水管堵塞"，出现腹部绞痛，伴腹胀、肠蠕动亢进、便秘和排气受阻；慢性梗阻时则表现为腹胀不适、阵发性腹痛、肠鸣音亢进、便秘、粪便带血和黏液，不完全性肠梗阻有时持续数月才发展成完全性肠梗阻。

18. 直肠癌的临床表现有哪些特点？

直肠为大肠的末段，长 10 ~ 14 cm，位于骨盆内。上端平第 3 骶椎处接续乙状结肠，沿骶骨和尾骨的前面下行，穿过盆膈，下端以肛门而终。对于直肠的刺激常可引起末梢神经的反应，通过副交感神经引起便意。

直肠癌系指直肠齿状线以上至直肠与乙状结肠交界部位的癌肿，它占整个大肠癌的一半以上，主要的表现为血便、排便习惯改变及梗阻症状。

（1）血便

粪便带血往往是直肠癌最早出现的一大症状。由于直肠癌部位较低，粪块较硬，癌肿容易受到粪块摩擦而引起出血，多为鲜红或暗红色，与成形粪便不混或附于粪便表面而被患者误认为"痔"出血。有时便血中含有血块和脱落的坏死组织。出血一般呈持续性，量较少，而大量出血罕见。随着瘤体增大、糜烂，出血量增多，大便变成脓血便或黏液血便。

（2）排便习惯改变

病灶刺激肠道可导致肠功能紊乱而出现排便习惯的改变，患者常感到排便次数增多、排便不尽，以及腹泻、便秘等。排便次数可为每日数次至十余次不等，次数越多，粪质就越少，有时会与血液混在一起形成黏液血便，这时常被患者误认为"慢性细菌性痢疾"。同时多数患者还伴有持续的肛门胀痛及排便不尽的感觉。

（3）大便变形

癌肿环状生长导致肠腔狭窄，早期表现为粪便变细、变扁；严重肠腔狭窄者，粪便排出困难并在直肠内积聚，水分进一步被吸收，造成粪便干结，引起进一步的排便困难及便秘；晚期表现为梗阻症状，患者常常感到下腹部一阵阵疼痛，不能排出大便，并常常感觉到肚子"咕噜咕噜"的响声。

有报道，1 109 例不同部位直肠癌患者临床表现中，以便血最为多见（79%），其次为腹泻（36%）及大便习惯改变（34%），便秘较少（约 10%）。疼痛多为晚期表现（约 34%），其他如腹部包块及腹部胀气也不多见（9%）。

19. 为什么大肠癌的部位不同，临床表现也不同？

这主要是由于直肠及左、右侧结肠在解剖及生理功能上有所不同，造成临床表现也不同。

（1）右半结肠癌

右半结肠在解剖及生理上有如下特点：①肠壁较薄,肠腔较宽大；②右半结肠活动较小、较密，粪便在这里呈稀糊状；③血管及淋巴组织较多，吸收功能更强。在发生癌肿时常有如下临床表现：①由于肠腔大，发生肠梗阻的比例较左侧为低；②因流经的粪便为稀糊状，故因粪便摩擦而引起出血的症状较左半结肠少，在少量出血时，由于血液和粪便混合均匀，以致肉眼不易察觉，常常需要行粪便隐血试验才能发现；③由于吸收功能更强而造成全身中毒症状明显，常表现为乏力、消瘦、贫血、腹部肿块、腹痛等；④右侧腹部往往可触及肿块，表面呈结节状，早期肿块可活动，如癌肿侵犯周围组织，则活动度差或不能活动。腹部包块是右半结肠最常见的症状，右半结肠癌患者就诊时有 70% ~ 80% 可扪及腹部包块。腹痛也是右半结肠癌常见症状，早期患者一般没有腹痛的表现，或仅在进食后有右腹部隐痛和胀气，晚期的患者可有右腹部持续性胀痛或钝痛。便血与贫血也是右半结肠癌常见症状，而且患者往往因贫血而就诊。综上所述，右半结肠癌的主要临床表现为腹块、腹痛、便血与贫血。

（2）左半结肠癌

左半结肠解剖及生理上有如下特点：①肠腔较右半结肠狭小；②粪便由糊状变成半固体或固体状；③距离肛门近；④原发肿瘤多为浸润型癌，呈环形生长，易致肠腔环状狭窄。因此，左半结肠癌临床表现以便血、黏液血便、脓血便、大便习惯改变、肠梗阻等症状多见。便血是左半结肠癌最常见的症状，由于左半结肠肠腔小，粪便为固体，而固体粪便对癌肿的摩擦，以及左半结肠较右半结肠蠕动强均易造成癌肿表面损伤、破裂，引起出血，出血后肠腔内的血液与粪便混合不均匀，又很快排出体外，故常为肉眼血便，因易发觉就诊早，发生贫血者较右半结肠癌少。大便习惯改变也是左半结肠癌患者常见的症状之一，肠梗阻以左半结肠癌多见，较右半结肠癌发生梗阻者多。

（3）直肠癌

由于直肠的主要功能为排便，因此直肠癌的突出表现为便血、大便次数增多、排便不畅和里急后重等。此外，若直肠癌侵及邻近器官则可出现尿频、尿痛、尿急等症状。

20. 早期大肠癌的常见表现有哪些?

　　直肠癌、结肠癌可统称为大肠癌，是最常见的恶性肿瘤之一。随着生活水平的提高，人类寿命延长，老龄患者越来越多，大肠癌的发病率及病死率在我国乃至世界有逐渐上升的趋势，在恶性肿瘤中排名逐渐向前。因此，我们更应该重视大肠癌的早期表现。

　　（1）便血

　　便血是所有大肠癌的早期症状之一，但不同的大肠癌出现便血的时间和性质有所不同。便血往往是直肠癌的第一个症状，开始时量很少，多数患者为圆柱形大便一侧附有新鲜血痕，另有一些患者在粪便排出后随之排出较多的滴状新鲜血液，还有一些患者可在便纸上发现有血液。乙状结肠因紧靠直肠，故它的便血特点类似直肠癌，但由于粪便在乙状结肠内停留的时间较长，便血的颜色会变暗，以致排出色如暗紫色或黑紫色的大便，这种情况出现的时间一般相对较晚，不一定是患者的第一个症状。有时由于出血量少，或在体内停留时间过长，肉眼不易觉察，需做实验室检查才能发现，这时常会听见医生告诉患者："你的粪便隐血试验阳性，需要进一步检查了"。

　　（2）黏液便

　　肿瘤生长到一定程度时，肿瘤细胞分泌的黏液会附着在粪便表面而形成黏液便。

　　（3）大便习惯改变

　　主要包括大便时间、次数的改变，以及便秘或不明原因的腹泻。直肠癌患者的大便次数可增多，但每次排便不多，甚至根本没有，只排出一些黏液、血液，并常伴有排便不尽的感觉。部分患者可在便秘后出现腹泻，或仅为粪便初始部分干燥而末端变稀，或反复出现便秘与腹泻交替的现象。

　　（4）便形异常

　　正常的粪便条呈圆柱形，垂直从肛门排出，如果癌肿突出在直肠腔内，压迫粪便，则排出的粪便条往往变细，形状也可改变，可呈扁形。有时变形的粪便条上还附着一丝丝血痕。

　　（5）腹泻

　　部分患者以腹泻为首发症状。患者每日排便次数增多，可呈黏液血便、黏液脓血便或水样便，这时应与急性胃肠炎相区别。

　　（6）排便疼痛

　　约有一半的直肠癌患者排便时有疼痛的感觉，程度轻重不等。

　　（7）腹痛

　　部分患者以腹部隐痛为首发或突出症状，另一些患者表现为典型的不完全性肠梗阻性腹痛，即疼痛时伴腹部胀满不适、恶心、呕吐、肛门不排气的表现。

（8）原因不明的贫血或体重减轻

大肠癌患者早期往往会表现出不明原因的贫血、发热等，并经常伴随疲劳和无法解释的体重减轻。

（9）腹部肿块

大肠癌的表现因人而异，一些较瘦的患者，最先表现的症状可能是腹部出现肿块。这种肿块通常比较固定，患者自己就能摸到，摸起来没有什么疼痛的感觉。

21. 大肠癌患者大便习惯的改变有哪些？

排便次数改变是大便习惯改变的表现之一。有的人一天排便四五次，而有的人一周仅排便 1 ~ 2 次，这两种情况都较一般认为的一天正常排便一两次发生了较大改变，这种情况就是大便习惯改变的表现之一。其实排便次数正常与否要和自己比较，若长期以来一直是一天排便四五次，那么也属于正常情况；如果确定自己没有吃坏肚子，近期排便次数增加很多，则应想到大肠癌的可能。

发生大肠癌时，患者感受最直观、最重视的症状往往是大便习惯的改变。大便习惯的改变是患者早期发现大肠癌的重要线索之一。

除排便次数改变外，大肠癌患者的大便习惯改变还包括便秘、腹泻或与便秘交替出现、排便不尽及排便困难等。便秘主要是由肿瘤引起的急慢性肠梗阻所造成；腹泻主要是由肿瘤继发感染、肿瘤局部渗液或黏液分泌增多、肿瘤病灶刺激肠道导致的肠道功能紊乱等原因所引起，而以肠道功能紊乱最为重要。在临床上表现为稀便和便秘症状的患者，肿瘤病灶多在左侧结肠以下的部位，且表现出越靠近大肠远端症状越明显，尤其是稀便与大便次数增多等肠道刺激的症状表现更为明显。癌灶位于直肠或肛管时，由于肿瘤本身的体积和其分泌物及炎症的刺激，患者常有里急后重与排便不尽的感觉，有时每日排便数十次，每次均为稀便，但量较少，以脓血和黏液成分居多，其间夹杂脱落的坏死组织。便秘的症状相对较稀便少见，因为只有当肿瘤生长到一定大小时，才可能部分或全部地阻塞肠腔，造成完全或不完全性肠梗阻，并呈进行性加重。粪便在肠腔内不能正常通过，水分被过分吸收以致大便干结，从症状出现的时间来讲，便秘一般多晚于稀便，出现的机会也较稀便少。稀便与便秘有时呈交替出现，如果患者先有稀便而后出现便秘症状，则可能提示肿瘤病灶在不断增大，病灶在不断加重。因此，当反复出现稀便或便秘时，一定不能大意，应及时到医院请专科医生诊治。

22. 粪便隐血试验阳性是大肠癌的早期信号之一吗？

顾名思义，"粪便隐血"是相对于"血便"而言的，若粪便中的血液较多，肉眼可见，此时我们称为"血便"，若粪便中的血液较少（通常小于 5 mL），肉眼不能看见，我们称其为"粪便隐血"阳性。不过，这个"粪便隐血"又是相对的，现在医生可以借助化学法、免疫学方法发现这种少量出血的蛛丝马迹，帮助人们早期发现一些疾病，如胃癌。

那么，粪便隐血试验阳性是大肠癌的早期信号之一吗？这个问题首先要从一个名人所经历的事件说起。1985 年，美国总统罗纳德·威尔逊·里根连任成功后，发现粪便隐血现象加重，经肠镜检查发现大肠内有多发性息肉及癌变，之后做了大肠癌切除手术。1986 年里根又出现粪便隐血试验阳性，再次经结肠镜检查发现息肉复发，又做了第二次手术。简单的粪便隐血试验，使这位美国前总统早期发现癌前病变及大肠癌，得以及早切除病变，从而避免了严重后果。由此可见，粪便隐血阳性是大肠癌很重要的一个早期信号。这是因为大肠癌时，癌变组织常因糜烂而有少量出血，可随粪便排出，因而，进行粪便隐血检查有助于发现这种微量出血。

隐血试验为什么能查出隐蔽的出血呢？正常情况下，红细胞都在完整无损的血管网中运行，肿瘤出血时，它们就流到肠道中与粪便混在一起，红细胞中含有一种活力很强的过氧化物酶，在有过氧化氢存在时，即便是极微量的酶（极少量红细胞，50 g 粪便中如混有 5 滴血就能用本法查出来）也能将无色的试剂氧化成蓝色的氧化物，因此极易辨认出阳性，这就是粪便隐血试验的原理。

隐血试验能在早期提示患大肠癌，能发现没有症状或症状极轻微的患者。大肠癌的症状越少，说明肿瘤越局限，转移概率越小，但随之而来的问题是，越没症状，患者越不会去检查，粪便隐血试验正好解决了这一问题。有学者对 40 岁以上的 5 017 例患者用此法检查，共发现 13 例大肠癌，其中可以完全切除掉的早期癌达 61.2%，这无疑使患者的预后大大改善。

23. 黏液便和脓血便也是大肠癌常见的症状吗？

黏液便和脓血便是指大便中有脓血、黏液和泡沫，它是痢疾的常见症状，大肠癌会出现脓血便和黏液便吗？其实，黏液便和脓血便并非痢疾所特有，只要肠道黏膜受到任何病原菌或毒素的损害，发生炎症，均可出现肠黏膜充血、水肿，肠道的分泌增加，并使肠道的水分吸收功能减弱，肠腔内的水分增加即可发生黏液便。当病原菌或毒素向内进一步侵犯黏膜固有层时，就会引起肠壁的血液循环障碍，导致肠黏膜上皮细胞缺血、坏死、脱落，从而出现脓血便，所以当大肠癌并发细菌感染时就可出现黏液便和脓血便症状。由于大肠癌所处的特殊部位及环境，几乎所有的患者出现血便时，其间均混有脓细胞和黏液，形成黏液便或黏液脓性血便。粪便内带黏液的多少与癌本身的性质有关。如绒毛状腺瘤癌变者分泌大量的黏液，患者多有明显的黏液便。溃疡性癌由于溃疡常伴有继发感染，肠黏膜分泌黏液也可增多。黏液便与肿瘤部位也有关系。右半结肠癌所分泌的黏液由于肠蠕动细小而频繁，黏液与稀糊状粪便混合均匀，因而黏液不易被肉眼发觉。而左半结肠中的粪便已渐趋成形，黏液与粪便常不混淆，易被发现。临床黏液血便的发生率较单纯血便更高。无论黏液是单独排出还是与粪便混合，常伴随血便出现。黏液血便应被看作对诊断结肠癌有高度提示意义的联合症状。

24. 大肠癌的腹痛有哪些特点？

大肠癌患者常常出现腹痛症状，在大肠癌就诊患者中腹痛发生率为60%～81%，它的发生率比腹胀高很多。腹痛的原因主要有以下几个方面：①肿瘤的局部侵犯，尤其是侵犯黏膜下层或肌层时。疼痛则随着侵犯的深度增加，其出现的频率和程度亦随之增加和加重；②肿瘤所致的肠道刺激引起的疼痛；③肿瘤侵犯其他邻近器官相互粘连时造成的牵拉痛，当患者行走或活动时疼痛可明显加重；④肿瘤所致肠腔梗阻引起的疼痛；⑤肿瘤所致癌性肠穿孔造成的腹部疼痛。患者对大肠癌疼痛的性质常表述为隐隐作痛、钝痛及刀绞样痛，或仅在进食后可有腹部隐痛和胀痛，有时可类似于胆囊炎或十二指肠溃疡的症状，这主要是因为腹痛定位不准确所造成的；少数患者还可出现后背痛（牵涉痛），这主要与结肠受到了牵拉有关。按疼痛的时间可分为阵发性疼痛和持续性疼痛。阵发性疼痛多出现在肠腔梗阻时，由肿瘤造成的肠道刺激所引起，疼痛间隙时如同常人；而当肿瘤浸透肠壁全层并与周围组织发生粘连后，疼痛可加剧并转为持续性疼痛（疼痛无明显间歇）。突发腹部剧痛并伴腹部压痛、触摸腹部如木板样则提示肠穿孔，这时需紧急行剖腹探查术。如病灶位于直肠和肛管部位，则腹痛发生率相对较低，其疼痛感觉靠下，以持续性疼痛为主，并在排便时明显加重。当肿瘤侵及骶丛神经和骶骨后，可引起持续的剧烈疼痛，如刀绞样痛，患者常常难以忍受。此外，腹痛的特点与患者的年龄也有一定的关系，如中老年大肠癌患者的腹痛多为隐隐作痛，青年患者疼痛则以剧烈腹痛居多，这可能与老年人疼痛敏感度降低有一定关系。

25. 不同部位大肠癌引起的肠梗阻有何不同表现？

大肠不同部位有不同的特点，大肠癌因生长部位不同，引起肠梗阻的表现也不尽相同。如右半结肠癌多为髓样癌，体积较大，但因右侧结肠的肠腔较大，且粪便多为液体状，故引起肠梗阻的症状较左侧大肠癌出现晚，常常在肿瘤体积较大时才出现。然而，左侧大肠的管腔不如右侧宽大，该处粪便已基本形成，其内容物为固体状态的粪便，癌瘤的病理学类型多为浸润型，易产生环形狭窄，因此，左侧结肠癌较容易早期出现肠梗阻。现将不同部位的大肠癌引起的肠梗阻的表现特点介绍如下。

（1）右半结肠癌

主要表现为右下腹隐痛、腹部胀满不适，脓血样或黏液样粪便。粪便排出量与肠道梗阻的程度有关，当肠腔完全被梗阻时，患者可几日不排便，右下腹可触及实质性的肿块。此外，还可出现发热、贫血等表现。

（2）左半结肠癌

左半结肠癌肿引起肠梗阻时，主要表现为腹痛、腹胀、便秘等症状，由于左半结肠较细，肠腔内常积存不少干粪便，因此有时用手能触及较硬的条索状肿块。左半结肠癌发生急性完全梗阻时，整个肠腔都被堵住，因此腹痛较为严重；腹痛多位于左下腹，慢性梗阻腹痛轻微，急性梗阻腹痛严重。若发生慢性不完全梗阻，腹痛相对轻些，同时患者还可排出黏液便或黏液脓血便。

（3）直肠癌

主要的临床表现为便血及排便习惯的改变。便血是直肠癌患者最常见的症状，多在排便时排出鲜血或粪便粘连红色血液，与粪便不相混淆，大量出血者则罕见。有时便血中含有血块和脱落的坏死组织。排便习惯改变亦是直肠癌患者的主要临床症状之一。主要表现为大便次数的增多，每日数次至十数次，多者甚至每日数十次，每次仅排少量的血液及黏液便，多伴持续性肛门坠胀感及排便不尽感。直肠部位的癌肿引起肠梗阻时，大便常变细、变形，甚至出现排便困难及便秘。晚期患者还可出现排尿不畅、尾骨疼痛等症状。

26. 为什么肠梗阻以左半结肠癌多见？

大肠全长约 150 cm，约为小肠长度的 1/4，在空、回肠的周围形成一个方框。盲肠较宽，充盈时其内径约 8.5 cm。大肠宽度为 5 ~ 7 cm，从右至左肠管逐渐变窄，至乙状结肠末端其内径仅约 2.5 cm。食物的吸收主要是在小肠内完成，等到食物到达结肠乃至直肠时，已变成待排泄的废物。人们吞嚼食物之后，通过小肠先到右半结肠，再到左半结肠，最后到达直肠。食物残渣到左半结肠时，肠内粪便由于水分被吸收变得干硬。

大肠癌伴发肠梗阻占所有肠梗阻的 20% ～ 55%，多见于老年人。患者在发生梗阻之前常有大肠癌的常见症状如腹泻、血便等；若等到梗阻时，患者感觉最明显的还是排便习惯的改变，如大便费时费力，甚至不再排便、排气，此时多数患者会感到小腹部一阵阵的胀痛，并出现恶心、呕吐等。结肠梗阻的部位按临床常见程度依次为：乙状结肠，脾曲，降结肠，横结肠，直肠，盲肠，升结肠，肝曲。大肠癌发生肠梗阻时以左半结肠癌多见，较右半结肠癌发生梗阻者高 8 倍，其原因有三：①与肿瘤的病理类型有关。左半结肠癌多为浸润性癌，这种类型的癌肿主要围绕肠腔四周生长，常常导致肠腔环形狭窄而发生肠道梗阻，其中 2/3 发生于结肠脾曲以下。②与粪便形状有关。粪便由右半结肠运行到左半结肠时，水分已被大部分吸收，这时粪便干结成形，逐渐形成半固体状或固体状，硬度大，难以通过狭窄的病灶部位，这也是左半结肠癌易导致慢性肠梗阻的重要原因之一。③与左半结肠本身的结构有关。从结肠脾曲以下的结肠开始变细，至乙状结肠末端其内径仅约 2.5 cm，且与直肠形成锐角，因此肠梗阻容易发生在左半结肠。

27. 从排便的特点上能判断大肠癌的生长部位吗？

大肠癌常常以排便异常为首发表现。根据不同的排便特点可以帮助我们初步判断大肠癌的生长部位。大肠由右半结肠、左半结肠和直肠组成，根据大肠癌发生部位的不同，排便特点亦有区别。

（1）右半结肠癌

由于右半结肠管腔较大且粪便残渣液体状，功能以吸收水分和电解质为主，故在这个部位生长肿瘤时，其排便特点主要为腹泻，同时多伴有下腹隐痛、贫血、恶心和呕吐等。

（2）左半结肠癌

由于左半结肠的管腔较细且粪便残渣为固体状，功能以贮存粪便为主，因此在这个部位生长肿瘤时常出现便秘，同时多伴有腹部疼痛等症状。便血亦是左半结肠癌最常见的症状之一，常表现为粪便表面带有暗红色血，易被患者发现而引起重视，也可出现黏液便或黏液脓血便。

（3）直肠癌

早期症状常表现为肛门不适或有下坠感，部分患者表现为出现里急后重感，肿瘤离肛门越近，感觉就越明显。此外，排便习惯也会发生改变，有时表现为排便次数的增多，每日数次至十数次，多者甚至每日数十次；有时表现为便秘，或腹泻、便秘交替出现，时有肛门坠痛，并有腹部隐痛。病久则出现慢性不完全性机械性肠梗阻的表现，先出现腹部不适、腹胀，然后出现阵发性腹痛、便秘或粪便变细以致排气、排便停止。

28. 为什么大肠类癌会有皮色多变等表现？

大肠类癌可发生于 16 ~ 81 岁，多发生在 40 岁以上。类癌组织侵及黏膜下层时，一般认为不致发生转移，但当侵及肠壁肌层时，则可发生转移，肿瘤小于 2 cm时，常无转移，大于 2 cm 者可有转移。这种肿瘤以往被误认为是良性肿瘤，现已确认是恶性肿瘤，但因其体积通常较小，不易发现，生长缓慢，病程一般为 10 ~ 15年，也较少转移，即使已有转移，患者仍能存活较长时间，故沿用"类癌"这一名词。肠镜下可见类癌呈微黄色或灰白色，呈半球形隆起的"肉疙瘩"，表面光滑，中央部常可见凹陷。

有些大肠类癌患者可出现皮肤色泽多变的奇特现象，开始颜面皮肤发红，之后扩散至颈、肩、上臂、胸部，继之又变得苍白，而后恢复正常。整个过程历时半个小时左右。发作频率每周 1 ~ 2 次到每日数次不等，一般随病情加重而发作更为频繁，持续时间更久。有时可伴发热、出汗、流泪及流涎。有些因素如吃饭、情绪激动、体力活动，尤其是饮酒可诱发这种皮肤变化。长期反复发作后患者面部、颈部可出现青紫色条纹，部分患者的皮肤变得明显干燥、粗糙，这与皮肤过敏后的炎症完全不同。

部分患者除有皮肤色泽多变外，还可出现腹部疼痛、水样便、心率变快、低血压及呼吸困难等症状，医学上将这些症状称之为类癌综合征。为什么会出现上面这些表现呢？这是因为类癌会分泌 5-羟色胺、组胺、缓激肽和前列腺素等物质，这些物质可以扩张血管、激发炎症。当皮肤血管扩张后便出现皮肤潮红，内脏血管扩张后便可出现腹部疼痛、血压下降等症状。

类癌往往缺乏恶性肿瘤所常有的体重减轻、发热、饮食减少等全身症状，也缺少一些特异性的检验改变，故不易被发现。类癌综合征，尤其是皮肤色泽改变常是类癌最为典型的表现，也可以说是类癌的一种征兆，应引起重视。

29. 大肠癌有哪些并发症？

所谓"并发症"是指某些疾病在其发展过程中有可能会并发另一种病症的情况，大家所熟知的如呼吸道细菌感染未及时治疗而并发肺炎，高血压患者发展到一定程度并发心血管病变（如心力衰竭）、脑血管病变（如中风）等，这些都是疾病发展过程中可能衍生而加重病情的偶发病。大肠癌在其发生、发展的过程中也会出现一些并发症，甚至有些大肠癌患者在出现并发症时才到医院就诊，现在让我们来共同认识一下大肠癌的一些常见并发症。

（1）肠梗阻

在成人患者中，大肠癌是造成肠梗阻最常见的原因之一。一般来讲，长在右侧大肠的肿瘤多呈息肉状，同时右半结肠肠腔较宽，因此当右半结肠癌造成肠梗阻时，肿瘤可能已经长得相当大了。相反，长在左侧的大肠癌，特别是乙状结肠部位的肿瘤，由于这里的肠腔较细，这里的粪便多已呈固体形态，加之左半结肠癌常长成环形导致肠腔狭窄而容易造成左半结肠梗阻。肠道梗阻的症状发展是有较长过程的，主要根据阻塞肠腔的程度而表现出不同的症状，开始时患者常抱怨肠道蠕动越来越慢，排便越来越困难，通便药吃得越来越多；也可能出现恶心、呕吐症状，严重时还会出现腹部像刀绞样疼痛、肛门不排气等症状。

（2）肠道出血

大肠癌另一个常见的并发症是肠道出血，这也是大肠癌最常见的症状之一，但是大量出血并不多见。若发生出血，必须与大肠的良性疾病如痔疮、大肠息肉进行鉴别，此时，患者的性别、年龄、家族病史都有助于出血的性质鉴别。应该说，此时进行电子结肠镜检查是一个很好的选择。

（3）肠道穿孔

肠道穿孔也是大肠癌很常见的并发症。肠道穿孔时会出现腹部压痛、反跳痛，严重时触摸腹部如同木板样，医学上称为"腹膜刺激征"，此时患者常常需要接受外科手术治疗。通常，当患者出现肠道梗阻的症状时，引起穿孔的概率会大大增加（12%～19%）。穿孔的部位多数发生在大肠癌原本所在的地方。值得注意的是，肠道穿孔常常需要与一些良性疾病如阑尾炎穿孔相区别。

30. 大肠癌患者会出现恶病质吗？

"恶病质"的英文"cachexia"一词来源于希腊语的"kakos"和"hexis"，字面意思是"恶劣的状况"。它可发生于多种疾病，包括肿瘤、严重创伤、手术后、吸收不良等，其中以肿瘤伴发的恶病质最为常见，称为肿瘤恶病质。它是晚期恶性肿瘤患者极度消瘦衰竭的一种表现，具体表现为极度消瘦、骨骼肌和内脏萎缩、眼窝深陷、皮肤干燥松弛、肋骨外露，压迫部位可出现红斑、大疱甚至溃疡，下肢和阴囊水肿，也就是人们形容的"皮包骨头"的状态。这一"经典"画面也常出现在影视作品中，成为大家对癌症的"形象认识"。这说明食欲缺乏、体重减轻、体力下降等"恶病质"表现是影响晚期癌症患者生活质量的主要因素。据统计，约一半癌症患者受到过度消瘦的折磨。

造成恶病质的原因主要有两个方面，一方面由于肿瘤过度、过快生长，尤其是全身多脏器转移后，消耗了机体大量的能量和蛋白质。当从饮食中摄入不足时，机体就会处于分解代谢状态，即消耗分解身体的脂肪和蛋白质，特别是在有出血、发热和继发感染时，这种消耗会成倍增加，也就是我们平常所说的"消耗过度"。另一方面，在肿瘤晚期，患者出现疼痛难忍、发热和维生素缺乏，导致食欲明显下降，也就是我们平常所说的"来源不足"。"消耗过度"和"来源不足"是导致恶病质的主要"罪魁祸首"。同时，肿瘤细胞产生或诱导机体产生某些致病因子是导致恶病质的"从犯"，这些物质存在于患者体内，可使肌肉组织减少，失去活力，食欲减退，分解代谢旺盛，造成人体负氮平衡，使人体长期处于营养消耗的状态，破坏癌症患者的免疫系统，使癌细胞在体内扩散。

随着治疗技术的进步，一些肿瘤的缓解率已有较大提高，肿瘤患者的生活质量正日益受到重视。经积极治疗，如今恶病质现象在病房内已越来越少。相反，不少前来探视的亲友看到面色红润丰满的患者都说："你哪像个癌症患者，精神气色比我还好！"这一句安慰的话，常常可以使患者情绪饱满地接受下一次治疗。

31. 为什么有些大肠癌患者以贫血为首发症状?

大肠癌患者中以贫血为首发症状到医院就诊的约占 5%。这类患者常被误诊为缺铁性贫血，给予补铁治疗效果不佳而最终进行肠镜检查发现是大肠癌。因此，凡不明原因的贫血患者，特别是中老年人，应考虑大肠癌的可能。粪便隐血试验是筛查这类大肠癌的重要手段，但常未引起重视。

大肠癌为什么会引起贫血呢? 主要原因有：①大肠癌表面黏膜发生糜烂，溃疡出血引起的长期慢性失血，这是贫血发生的主要原因，但由于这种慢性失血比较隐蔽，不易被患者发觉，此时只要取粪便做一个粪便隐血试验就可以发现这种失血了。少数情况下肿瘤也可直接侵蚀血管，造成血管损伤破裂引起急性失血而引起贫血，此时大多表现为肉眼可见的血便，患者也容易发现。②大肠癌引起的人体摄入障碍和胃肠道紊乱导致造血原料来源不足。③大肠癌本身生长需要大量的营养物质，从而造成对营养物质掠夺性消耗，犹如"寄生"在体内的寄生虫毫不客气地汲取人体的营养，使造血原料消耗过多而导致贫血的发生。④晚期大肠癌可转移至骨髓，直接对造血系统构成破坏，从而使骨髓造血储备功能降低，造血的"发源地"出现危机而导致贫血发生。由此可见，无论是急慢性失血、造血原料来源不足、造血原料消耗过多、造血的"发源地"出现危机还是各因素的叠加作用均可导致贫血的发生。当发生贫血时，患者常感到疲乏、困倦、软弱无力，贫血程度严重时可出现心悸、气短、头痛、头晕、耳鸣及注意力不集中等表现，女性患者还可出现月经失调。

大肠癌贫血的程度与肿瘤的大小和范围没有直接的关系。如果大肠癌的存在已很明显，则贫血的原因较易明确。因此，当贫血原因未明确时，必须考虑或排除由大肠癌所致的贫血。凡年龄在 40 岁以上者，特别是男性，若发现贫血是缺铁性的而无明显的缺铁原因时，必须考虑大肠癌的可能。

32. 大肠腺瘤发生癌变时可有哪些先兆症状?

大肠腺瘤就是肠黏膜表面的一个或多个隆起性的肉疙瘩，好像是长在肠腔内的"蘑菇"。目前的研究表明，大肠癌的发生除与饮食、环境及遗传等因素有关外，还与存在于大肠黏膜上的大肠腺瘤有密切的关系，流行病学研究表明，在众多的发病因素中，大肠腺瘤是大肠癌的癌前病变之一。一些大肠癌专家甚至认为所有的大肠癌事先都会经历这个"腺瘤期"，再经过大约 10 年的演变才最终转变为大肠癌。积极治疗大肠腺瘤，大肠癌的发病率就会减少。

大肠腺瘤的癌变率与腺瘤大小、病理类型及家族遗传关系密切。一般情况下，直径小于 1 cm 的腺瘤，癌变率为 0 ~ 3%，1 ~ 2 cm 者为 2.1% ~ 11.1%，大于 2 cm 者为 8.7% ~ 50%；腺瘤中的绒毛状腺瘤癌变率达 40%，管状腺瘤为 4% ~ 4.8%；有一种家族性的多发性大肠腺瘤病，患者出生时并无结肠息肉，随着年龄的增长，息肉逐渐增多，长出数十到数百个，严重者从口腔到直肠肛管均有息肉，可达数千个小如黄豆、大到直径数厘米不等的息肉，常是密集排列，聚集成串成簇。待发病到一定时间后几乎所有的息肉均会发生癌变。

50% 左右的大肠腺瘤患者可无任何症状，大的腺瘤患者可因瘤体与粪块相互摩擦而引起粪便带血，在肛门口的腺瘤有时会脱出肛门口，这时患者排便时常会发现肛门口有个"肉疙瘩"。随着息肉的增多、增大而出现腹部不适、腹痛、粪便带血或黏液及排便次数增多等症状，部分患者可发生肠梗阻或肠套叠。也有少数患者出现大量黏液便，可有近千毫升黏液。因此，大肠腺瘤患者若出现上述表现，应尽早进行肠镜检查及病理活检，确定息肉有无癌变。

总之，大肠腺瘤是大肠癌的先兆之一，所有的大肠腺瘤患者均应通过肛门指检、肠镜等检查明确诊断，并给予积极治疗。这样既可以"防癌于未然"，又可以降低大肠癌的发病率，提高治愈率。

33. 如何识别大肠癌的早期报警症状?

随着生活水平的提高，人类寿命延长，老龄患者愈来愈多，大肠癌的发病率及病死率在我国乃至世界有逐渐上升的趋势，在恶性肿瘤中排名逐渐向前。大肠癌在经济发达国家和地区十分常见，如我国上海市大肠癌发病率逐年上升，发病率在男性恶性肿瘤中居第四位，仅低于肺癌、肝癌和胃癌；女性中为第四位，仅低于乳腺癌、肺癌和甲状腺癌。大肠癌早期多无症状，可以说大肠癌很擅长"伪装"。有的临床表现，如粪便带血，便后滴血、流血，以及排便次数增多、里急后重、粪便变细、下腹不适、贫血等，较易误诊为痔疮或肛裂，或者同时伴有痔疮或肛裂而忽视了大肠癌的可能。因此，我们应注意识别大肠癌的早期报警症状。

首先，必须了解大肠癌的高危人群。大肠癌的高危人群指其体内存在诱发大肠癌的危险因素，这些人容易发生大肠癌。大肠癌的高危人群是：①有肠道症状者；②大肠癌高发区（我国的大城市及东南沿海一带）的中老年人群（年龄在40岁以上者）；③大肠腺瘤者；④大肠癌手术治疗后患者；⑤大肠癌患者的家庭成员；⑥家族性大肠腺瘤病患者；⑦溃疡性结肠炎患者。对上述高危人群要定期监测。

其次，要了解大肠癌的早期症状。主要症状：排便习惯的改变和粪便带血。多数表现为排便次数的增多，粪便不成形或稀便，排便前可有轻度腹痛；粪便带血是重要的症状，表现为排鲜红色或暗红色粪便，常伴有黏液。腹痛也是早期出现的症状，疼痛部位多在中下腹部，程度不重，多为隐痛而未被重视，有时还可出现腹胀、腹部肿块、贫血等症状。

总之，凡有上述情况者，均应提高警惕，不能抱侥幸心理，应及早到医院就诊，做进一步检查，例如肛门指检、粪便隐血试验、肠镜检查等，以明确诊断，排除大肠癌。

34. 大肠癌容易血行转移到哪些脏器？

人们在网络上、电视上经常看到或听到"癌症转移"一词，为什么癌症会发生转移呢？这是因为肿瘤在生长过程中，自然脱落的肿瘤细胞可能与血液一起到达身体各个部位，肿瘤细胞一旦在脑、肝、肺等处"生根"，这些地方就会形成新的肿瘤，也就是转移灶。大肠癌的转移可分为局部转移和全身转移。局部转移是指癌细胞由原发病灶直接向周围组织的侵犯。全身性转移是指癌细胞通过淋巴或血液进行远距离的转移。肝脏、肺、骨骼及大脑是容易发生大肠癌血行转移的脏器。

（1）肝脏

大肠癌血行转移多见于肝，这是因为供应肠和肝营养的血液是一条通道，流经肠道的血液所到达的下一站就是肝脏，如果肠道有肿瘤，脱落的肿瘤细胞最先到达的就是肝脏。因此，大肠癌也常常首先转移到肝脏"安家落户"。

（2）肺

肺也是最容易出现转移的脏器，占所有大肠癌转移的10%～20%，这是因为全身静脉的血液都要汇集到肺，在肺内再分布到更小的血管。因此，由静脉带来的癌细胞，很容易被肺留住并生长而形成转移灶。不过，当大肠癌患者出现肺转移时，可以很长时间没有转移症状的出现，这是因为转移灶多位于肺的外周，所以很少引起咳嗽、咳痰、咯血等症状。

（3）骨骼

所有原发于其他脏器（包括大肠）的恶性肿瘤经血行转移或其他途径转移到骨骼称为骨转移。骨髓由于血液流动非常缓慢而成为癌细胞非常热衷的"居住地"，大肠癌也不例外。不过，相对于肝转移、肺转移而言，大肠癌骨转移发生率还是很低的。大肠癌一旦发生骨转移就意味着患者已进入疾病晚期，多预后不良。

（4）大脑

大脑血液非常丰富，使得经血管转移的癌细胞更有机会到达此处，从而成为癌细胞转移的又一"宝地"。

35. 青年人患大肠癌有哪些特征?

大肠癌的高发和年轻化成为残酷的事实摆在人们眼前。在大肠癌青年患者中，男性多于女性，男女之比大致为（1 ~ 2.5）∶1。我国青年患者大肠癌发病率高，恶性程度高，早期诊断率低，误诊率高，所以早期发现非常重要。

大肠癌青年患者的临床表现与中老年患者相似，但症状往往不如中老年患者典型，常呈隐匿发展。由于大肠癌青年患者的早期临床表现常不明显或缺乏早期症状，许多症状与胃肠道及腹腔的其他疾病类似，缺乏其特殊性，加之青年人对疾病的忍耐力较强，观念上认为患癌的可能性小，因此往往难以引起人们的重视。患者从有自觉症状到确诊的时间一般为1 ~ 36个月。最常见的临床症状是便血及排便习惯的改变，包括排便次数增多、黏液便、粪便变细及变形等。大肠癌青年患者出现上述症状的同时伴有里急后重感和腹泻，有些患者就被扣上了"慢性结肠炎""慢性菌痢""肠功能紊乱"的帽子，有些患者可因血便常被当作"痔疮""肛裂"而未给予重视。青年人患上的大肠癌常常需与痢疾、结肠和直肠炎及其他肠道疾病等鉴别。除上述症状外，有的患者还合并腹痛及腹胀，严重者可出现肠梗阻症状，同时伴有消瘦及贫血，此时大部分患者已达疾病晚期。国外资料报告大肠癌青年患者中最常见的症状是腹痛，约占60%，其次是排便习惯的改变、便血、恶心、呕吐、体重下降。有一部分大肠癌青年患者，唯一的早期临床表现是腹痛。慢性的、阵发性的腹痛多见于结肠癌。排便习惯改变、便血、黏液便及里急后重等症状多见于直肠癌。由于大肠癌的治疗以根治性手术最为有效，而根治性手术的关键在于早期发现、早期诊断。因此，青年人腹泻、腹痛、黏液便及血便，切不可掉以轻心，经常规治疗无效后，应去医院进一步行肛指检查、电子结肠镜等检查，以排除大肠癌。

36. 为什么青年人大肠癌更容易误诊?

近年来,随着人们生活水平的提高及饮食结构的改变,大肠癌的发病率逐年升高,以往"年过半百"才多见的大肠癌,正悄悄向年轻人袭来。由于医患双方都缺乏应有的警惕,青年人的大肠癌常常容易误诊。需要特别注意的是,不少青年人大肠癌呈隐匿性生长,临床上无任何症状,因此常难以及时发现。加之青年人对疾病的忍耐性较强,防癌知识不足,忽视了不典型的临床表现,许多患者即使发现便血后,大多轻描淡写地以痔疮施治,直到发生急性肠梗阻导致的腹痛,或是等到肿瘤转移到别处后才如梦初醒,却悔之已晚。此外,医生停滞于已发现的良性疾病,而未做进一步检查;过分考虑年龄因素,缺乏对青年人患大肠癌的认识和应有的警惕等也是延误诊断的重要原因。

如何才能减少青年人大肠癌的误诊呢?下列一些情况值得患者注意并应及时到医院请专科医生诊治:①腹痛。腹痛必须排除肠癌。腹部隐痛不适在青年人中很常见,由于多能自行缓解而不被患者重视。多数患者只有当腹痛很严重时,才会去医院就诊,如果是大肠癌患者,这时多已伴有肠梗阻,病情已被延误。因此,对于长期有腹部疼痛的患者,建议进行肠镜检查,在排除占位性病变后,再给予对症处理。②遗传。若父母或直系亲属(如爷爷、外公、叔叔、姨妈等)有结肠癌或结肠息肉史,则更要引起重视,自觉接受筛查。

总之,要做到大肠癌的早诊早治,青年人应摒弃侥幸心理,一旦发现粪便带血、腹泻及粪便变形等异常情况,需及时联系医生,做进一步直肠指检、结肠镜等检查,以便早期发现问题、早期治疗。

37. 大肠癌并发急腹症有哪些临床特点?

大肠癌并发急腹症常由肠梗阻、肠穿孔、肿瘤性腹痛及消化道出血等四大原因引起,不同的原因有各自的临床特点。

(1)肿瘤性梗阻较常见

以左半结肠为多,因左半结肠长度长,肠壁薄血运差,粪便停留时间长,粪便稠厚,肠内细菌数量多、毒力强,易污染。大多进展较缓慢,表现为慢性进行性肠梗阻,这些患者常无症状,就诊时多数不能扪及肿块。部分患者起病隐匿,可在饱食、肠道炎症及功能紊乱等诱因时出现急性梗阻症状,即腹痛、腹胀、肛门停止排气排便和呕吐等表现。有报道称,结肠梗阻中20% ~ 55%由结肠癌引起,而结肠癌和直肠癌引起急性完全性梗阻分别占结肠癌和直肠癌的10%和74%。

（2）肿瘤性腹痛

大肠癌患者因腹痛就诊者占就诊症状的73%，居各种症状的首位。这类腹痛的特点不典型且呈进行性加重，当癌肿侵犯浆膜和转移时腹痛加剧，当伴有肠梗阻时呈阵发性加重。右下腹转移性疼痛者需注意与急性阑尾炎鉴别。对于可摸到包块者，应与阑尾周围脓肿鉴别。

（3）肿瘤性肠穿孔

虽少见，但在临床上有一定重要性。大肠癌并发急性肠穿孔后，大量含有细菌的粪水进入腹腔，很快就会出现严重的急性弥漫性腹膜炎特征，患者腹部肌肉紧张，即板状腹，明显压痛，如延误诊治，则很快会发生中毒性休克。患者肠穿孔前大多有排便习惯改变及肠梗阻的征象，并且肠穿孔时腹痛由左腹或左下腹向全腹扩散，进行腹部穿刺可抽出粪水样液。

（4）肿瘤性下消化道出血

该情况少见，出血原因可能为肿瘤侵犯肠壁血管和粪块摩擦肿块使其溃烂出血，除腹痛外，表现为鲜红色或暗红色血便，大量出血可引起心率增快、心慌、心悸，甚至休克。

38. 大肠癌在哪些情况下容易出现穿孔、肠梗阻、出血等并发症？

随着大肠癌病情的进展，患者常常可出现肠道穿孔、肠梗阻及出血等并发症。那么，在哪些情况下容易出现以上这些并发症呢？

（1）常见穿孔的情况

①肿瘤体积增大，肠内容物通过障碍，导致肠梗阻，梗阻近端肠壁因肠腔高压影响，容易穿孔。②溃疡型和浸润型的癌肿，可无肠梗阻存在，但因肿瘤不断生长，肿瘤中心处营养障碍，发生组织坏死、破溃、脱落而致肠穿孔。穿孔早期往往以高热、局限性腹痛、血细胞升高、腹部触及包块等为主要临床表现。③肿瘤侵及邻近器官形成内瘘。浸润性肿瘤逐渐生长，与周围脏器产生粘连，癌灶中心坏死、脱落，最终穿透邻近空腔脏器而形成内瘘。常见受累器官有膀胱、子宫、小肠及阴道等。据报道大肠癌性内瘘的发生率可达癌性穿孔的28%。

（2）大肠癌在以下情况下多易引起的肠梗阻

①左半结肠多见。左半结肠肠腔狭小，原发癌多呈环状，向肠壁四周浸润生长，易致肠腔缩窄。此外，粪便进入左半结肠后，由糊状变成团状，多引起慢性不完全性梗阻。由于梗阻部位较低，呕吐多不明显。②老年患者多见。老年患者肠黏膜萎缩、肠蠕动减弱，生理功能减退，对疾病反应迟钝，饮食上以软食、少渣食物为主。由于大肠癌早期症状不典型，起病隐匿，故易误诊为习惯性便秘、痔疮及慢性阑尾

炎等。③晚期病例多见。大肠癌进展缓慢，病程较长，早期症状轻微，疾病不易被发现。当因肿瘤或肠扭转导致机械性肠梗阻而就诊时，50% ~ 60% 已属晚期。

（3）大肠癌引起出血多与肿瘤生长的位置有关

①肿瘤位于右半结肠。粪便在右半结肠内呈半流体稀糊状，故较少引起因粪便摩擦癌灶而导致的出血。多为癌肿坏死、破溃所致长期、慢性出血，这类出血常与粪液均匀混合，临床上不易察觉，患者往往因贫血而就诊。有报道称，升结肠癌以贫血为首发症状者占 15%。有相当一部分患者粪便肉眼观察颜色正常，仅隐血试验阳性。②肿瘤位于左半结肠。粪便进入左半结肠后，逐渐变成团状，因而由粪便摩擦病灶引起的出血肉眼可见，患者常就医较早。若癌肿破溃，则会产生黏液血便。③直肠癌。突出的症状为便血、排便习惯改变及因晚期癌肿浸润引起的伴发病症。由于肿瘤部位较低，此处粪块较硬，癌肿受粪块摩擦而易引起出血，流出的血液多为鲜红色或暗红色，与成形粪便不混合或附于粪柱表面而被误认为是"痔"出血。

39. 大肠癌晚期有哪些全身症状？

由于大肠癌症状隐蔽，因此当患者出现便血、腹痛就诊时，70% 的检出者已属于晚期。

晚期常见的全身症状有食欲缺乏、腹部包块、癌性发热、消瘦、体重减轻、贫血及全身无力等，这是由于恶性肿瘤本身是消耗性疾病，加上患者患病后营养摄取能力减弱。此外，有些全身症状还与肿瘤生长的位置有关。

（1）右半结肠癌

常表现出腹部肿块、贫血、便血、腹痛、全身乏力与消瘦等症状。其中腹痛占右半结肠癌各种症状的首位。早期患者仅在进食后出现右侧腹部隐痛。进展期、晚期患者则出现右腹持续性胀痛或钝痛，由于腹痛定位不准确，有时甚至类似于胆囊炎和十二指肠溃疡的表现。右半结肠癌患者粪便隐血试验常阳性，长期的粪便隐血最终导致贫血。

（2）左半结肠癌

最常见的症状是便血，且多为粪便表面带有暗红色血，有时伴黏液，易被患者发现而引起重视。另外，左半结肠肠腔狭小，肿瘤生长易致肠腔缩窄，故癌性肠梗阻引起的腹痛也较多见。

（3）直肠癌

直肠是固体沉渣排泄的最后通道，因此直肠癌患者常表现为便血及排便习惯改变，且鲜血与粪便不相混淆，有时便血中含有血块和脱落的坏死组织。由于肿瘤生长于直肠，常常刺激患者产生便意，多者甚至每日排便数十次，有时伴持续性肛门坠胀感及排便不尽感，粪便常变细、变形，甚至排便困难。

（4）肛管癌、肛门癌

约占大肠癌患者总数的 2.3%，出血和疼痛是主要表现。由于肿瘤早期即可侵及神经引起疼痛，尤其在排便时，疼痛加剧，患者因此而害怕排便，导致便秘。扩张肛管的检查可使疼痛加重，常致患者拒绝检查。当肿瘤侵及肛门括约肌时，可引起大便失禁；当出现转移、累及神经时，常有顽固的会阴部疼痛，并向大腿内侧放射；晚期，肿瘤还可侵及骶前神经丛，出现骶尾和腰部疼痛。

40. 大肠癌能引起患者情绪障碍吗?

流行病学调查表明，恶性肿瘤的确诊对患者有一定的心理冲击，患者经历了从否认、疑惑，到接受、抉择的过程。常见的情绪障碍有抑郁、烦躁、焦虑、精神错乱等，其中抑郁症和焦虑症的发病率较高。当确诊为癌症时患者往往会出现恐惧或者否认现实等心理状态。某些心理状态可能会使本来就比较脆弱的患者一蹶不振，甚至影响治疗而加速死亡。由于肿瘤治疗中的不良反应，如脱发、恶心、呕吐等可诱发一些心理问题，比如抑郁、失去治疗信心、不信任他人，甚至感到人生没有意义等。治疗之后患者由于害怕肿瘤复发和转移也可能会出现焦虑、疑病症等心理状态。治疗所引起的形体破坏和生理功能障碍则会导致患者出现孤僻、不合群、烦躁、性欲减退等情况，甚至出现性格改变和抑郁症。晚期肿瘤患者由于不堪忍受长期的疼痛,常常会产生求死的念头,肿瘤患者的心理问题已日益受到人们的重视。心理 – 社会因素在肿瘤疾病的发生、发展及预后中起着非常重要的作用。对患者及家属来说，应该重视并正确认识肿瘤，积极寻求心理医生帮助消除恐惧、绝望情绪，尽量使身心放松、心态乐观，从而提高心理适应能力。

第三章 诊断篇

1. 身体出现哪些表现时应该警惕肠癌？

这个问题在临床上经常被提及，是许多患者和家属都比较关心的问题。肠癌起病比较隐蔽，症状不是很具有代表性，如腹痛、腹泻、便秘和粪便带血，这些症状并不是肠癌所特有的，许多肠道良性疾病或全身性疾病（如胃肠道功能紊乱）、感染性腹泻、痔疮、肛裂、糖尿病等都可能出现这些症状。我们在日常生活中，如果出现了上述情况，不要恐慌，但也不能无所谓。及时到医院，向医生详细地说明病情，医生会根据我们的具体情况做出判断，这时可能会进行一些必要的检查，如腹部体检、直肠指检等，或进行一些辅助检查，如粪便检验或者 B 超、结肠镜检查等。这些检查对于判断病情十分重要，所以要配合医生完成。

很多人到医院看病，很可能是第一次与医生接触，不知道如何与医生交流，要么说得很少，要么恨不得把自己所有的情况都说出来，偏离了重点。为了提高诊断效率，医生在问诊时会根据患者提供的线索进行有针对性的询问，并提出后续的检查或治疗建议。为了能够尽快地进入主题，建议患者在看病之前要做一些必要的准备，针对症状出现的时间、频率，还有饮食、睡眠情况，做过什么检查，采取过什么治疗，效果如何，按照时间顺序将上述问题进行归纳，相关的资料也应该按时间顺序整理好。这样和医生交流起来就会比较顺利，效率也高。

2. 粪便带血一定是肠癌吗？

有很多情况都会导致粪便带血，如肠黏膜炎症或溃疡、血管损伤或畸形、凝血功能障碍、肿瘤破溃等，凡是能够引发上述情况的疾病都可能出现粪便带血。

粪便带血有时肉眼可见，有时不可见，主要因出血部位的不同、出血量的多少及血液在肠道内停留时间的长短而异。直肠和肛门出血，如肛裂、痔疮，出血颜色鲜红，不与粪便混合，一般仅黏附在粪便表面，或者排便后血液滴在便池中，或厕纸上有血迹。结肠出血如果量多，排便时常会有鲜红色血液一起排出，如果量少且在肠道内停留的时间较长，则血液变为暗红色，一般和粪便混在一起。胃及小肠出血时，因为血液在肠道内停留的时间较长，红细胞被破坏后血红蛋白和硫化物形成硫化亚铁，而硫化亚铁是黑色的，所以粪便会变为黑色。如果出血量少，可能无法看出粪便颜色的变化，这个时候就要通过粪便检测来发现病变了。

有的时候粪便颜色的变化和我们的饮食有关，如吃了鸡血、鸭血、猪血等动物血或者猪肝之后，粪便也可能是黑色的。还有一些药物，如治疗贫血的铁剂、治疗胃病的铋剂和一些中药，也可使粪便变成黑色。

由此看来，粪便颜色变化不一定是出血造成的，即便是粪便带血也不一定是肠癌，要结合其他症状和检查结果综合判断，所以发现粪便颜色变化或粪便带血，既不要过于害怕，也不要放任不管，应该及时到医院进行相关的咨询和检查。

3. 腹水与肠癌有什么关系？

腹水也称为"腹腔积液"，它与平时说的"水肿"是不一样的。水肿是细胞之间或组织间隙的液体增多，就好比一块海绵吸饱水涨了起来；而腹腔积液是腹腔中的液体多了起来，好比在一个气球内灌满了水。

根据腹水性状、特点，通常将其分为漏出性腹水和渗出性腹水。漏出性腹水常见的原因有肝炎或肝硬化、心功能不全或心力衰竭、肾炎或肾病综合征、静脉阻塞、营养不良等，这主要是由于血管内压力增高或低蛋白血症引起的。渗出性腹水常见的原因有细菌性腹膜炎、真菌性腹膜炎、继发性腹膜炎（包括癌性腹水）、结核性腹膜炎、胰腺炎、胆囊炎、风湿免疫性疾病、寄生虫等。最常见的引起腹水的恶性肿瘤包括胃癌、肠癌、肝癌、胰腺癌和卵巢癌。肠癌虽是腹水常见的原因，但不是唯一的原因。

在发现腹水之后，需要结合患者的全身情况、血液检查指标来初步判断原因，并且要穿刺抽取腹水进行病理学检查，有时可能需要反复进行腹水病理学检查才能判断腹水的原因。必要时，还要通过腹腔镜来明确诊断。

在肠癌疾病发展过程中，特别是晚期肠癌，癌细胞很容易从病灶上脱落而掉入腹腔，就像种子一样种植、生长在腹膜上，破坏血管、淋巴管，造成癌性腹水。这时候患者经常会有腹痛、粪便带血、消瘦等肠癌原发症状，血清肿瘤标志物会升高，结肠镜检查会发现肿块，同时肝、肺脏都可能出现转移病灶。腹水抽出后，可发现腹水呈血性，有时腹水因细胞数量和蛋白质含量高而变得黏稠，甚至结成团块状，腹水中肿瘤标志物升高，甚至比血清肿瘤标志物还要高，腹水中可查见癌细胞。

肠癌患者出现腹水最常见的原因是腹腔癌细胞转移，但也有其他原因，如免疫功能低下，特别是进行了化疗、放疗之后，有时患者会发生细菌性腹膜炎或结核性腹膜炎，需仔细鉴别。

一般来说，肠癌患者发生腹腔转移引起腹水，癌症分期会被归为晚期。患者经常会感到腹胀得厉害，有的患者腹部胀得像一个气球，肚脐都鼓出来了，活动受到很大影响；有时候腹水压迫膈肌和肺，使患者出现呼吸困难，非常痛苦。这时就需要适当地放一些腹水来缓解症状，有时还需向腹腔内注射药物以控制腹水生长速度。出现腹水的肠癌患者首先应考虑转移和病情进展，需要进行相关检查明确诊断，然后再采取相应的治疗措施。

4. 肠癌和肠梗阻有什么关系？

肠梗阻指肠内容物在肠道中通过时受阻，可分为完全性肠梗阻和不完全性肠梗阻。完全性肠梗阻是急腹症，如不治疗，会很快出现体液和电解质丢失，肠壁循环障碍、坏死和继发感染，最后可致败血症、休克、死亡。

根据病因的不同，肠梗阻还可分为机械性肠梗阻、动力性肠梗阻和血运性肠梗阻。机械性肠梗阻多为肠道受压或内容物阻塞所致，例如肠内异物、粪块堵塞或嵌顿，肠道内息肉、良性或恶性肿瘤，肠结核、克罗恩病所致的肠道狭窄，手术或炎症引起的肠粘连、疝气、肠管外肿瘤压迫等。动力性肠梗阻和血运性肠梗阻主要是因肠壁肌肉活动紊乱而导致肠内容物不能转运，并非肠腔内外机械性因素所引起，其病因多见于手术后肠麻痹、电解质紊乱、严重感染（如败血症、腹腔内脓肿、重症胰腺炎）、中毒、脊髓炎、甲状腺功能减退、结缔组织病、肠系膜动静脉血栓形成或栓塞等。

不少肠癌患者就是因为急性肠梗阻而首先就医，通过检查发现肠道肿块，手术切除后被诊断为肠癌的。除了急性肠梗阻以外，肠癌患者出现肠梗阻的原因还包括：手术造成的肠粘连；肠癌腹腔转移引起肠粘连、固定，导致运动障碍引发肠梗阻；以及肠癌患者大量腹水时因为压迫导致或加重肠梗阻；到了肠癌晚期，营养不良、电解质紊乱也可加重肠梗阻症状。肠癌患者一旦因为癌细胞转移引起肠梗阻，就说明已经进入了病情晚期，治疗上多会以减轻症状、缓解痛苦为主。

5. 肠道的恶性肿瘤一定就是肠癌吗？

肠道的恶性肿瘤包括肠癌，但不局限于肠癌。这里我们要科普一下什么是"恶性肿瘤"，什么是"癌"。"恶性肿瘤"是由于细胞的异常增生所引起的，恶性肿瘤细胞不同于正常细胞，它具有两个特点：一是不受控制地生长繁殖，二是侵犯周围正常的组织或转移到其他器官。

恶性肿瘤细胞是由正常细胞演变而来的，如果是由上皮细胞恶变而来的，我们称之为"癌"，它占恶性肿瘤的 90% 以上，几乎全身所有组织器官都可以生癌。另外一小部分被称为"肉瘤"，是由上皮以外的间叶组织细胞恶变而来的。可见，癌是恶性肿瘤中的一大类而不是全部。

同样的道理，肠道的恶性肿瘤包括肠癌，除此之外，还有脂肪肉瘤、平滑肌肉瘤、血管肉瘤、恶性黑色素瘤、恶性淋巴瘤等，不过最为常见的还是肠癌。

6. 什么是肠癌诊断的"金标准"？

一种疾病的诊断包括多方面的内容，临床上称之为"证据"，其中包括症状、体征和辅助检查。症状是患者自己主观上感受到的身体变化和表现出来的异常状态；体征是医生通过自己的感官（看、听、触摸）和简单的工具（如听诊器）所发现的患者身体的变化；辅助检查包括的内容就更多了，简单的有 X 线片、心电图、血液检验，复杂一些的包括 CT、MRI、内镜检查（如结肠镜）、病理学检查等。任何一种疾病得到诊断，都需要多方面证据的支持。在这些证据中，哪一项最具权威性，就被称为"金标准"。

肠癌的诊断也不例外，需要依靠上述的这些证据。关于肠癌的症状和体征，前面已经介绍多次，这里就不作赘述了。在肠癌的辅助检查中，比较重要的项目有血清肿瘤标志物、结肠镜、CT、MRI 和病理学检查。血清肿瘤标志物中最常用的是癌胚抗原（CEA），这个指标可以协助肠癌诊断、监测病情变化，但同时要指出的是，不是所有的肠癌患者 CEA 都会升高，而且 CEA 升高也不仅见于肠癌，一些良性疾病，如肠道的感染性疾病、炎症性疾病，患者的 CEA 也会升高。其他部位的恶性肿瘤也会导致 CEA 升高，如肺癌、胃癌、胰腺癌、卵巢癌等。结肠镜、CT 和 MRI 检查对于肠癌来说是非常重要的项目，因为后面的治疗方案在很大程度上需要依赖这些检查。

肠癌诊断的"金标准"并不是指这些项目。对于大多数疾病来说，诊断的"金标准"是病理学检查结果，肠癌也不例外。病理学检查在恶性肿瘤诊断中占据着举足轻重的地位，在进行抗癌治疗之前，均应获得病理学诊断结果。

恶性肿瘤的病理学检查证据包括"组织病理学"和"细胞病理学"，前者是从患者身体中取出一块组织经过冰冻或特殊染色后，置于显微镜下，观察是否有典型的肿瘤细胞及结构；后者是在患者的体内，如胸腔积液和腹水中，找到典型的肿瘤细胞。

7. 什么是免疫组织化学检查？对肠癌诊断有何意义？

免疫组织化学检查，简称为"免疫组化"，是病理学检查的重要内容，是指带显色剂标记的特异性抗体在组织细胞上通过抗原抗体结合反应和组织化学的呈色反应，对相应抗原进行定性、定位、定量测定的一项技术。它把免疫反应的特异性、组织化学的可见性结合起来，借助显微镜（包括荧光显微镜、电子显微镜）的显像和放大作用，在细胞、亚细胞水平检测各种抗原物质（如蛋白质、多肽、酶、激素、病原体及受体等）。

在病理检查中，通过免疫组化检查可以鉴别肿瘤的来源，如肠道的恶性肿瘤（除腺癌），还有神经内分泌癌、淋巴瘤等，有时仅凭细胞的形态特点难以区分。这时候使用免疫组化技术，用特异性抗体对肿瘤细胞进行染色和观察，如果某一类的抗体集中地在细胞上着色，那么肿瘤就倾向来源于此类抗体所代表的组织来源，如肠癌中 CDX2、CK20、Villin 等表达阳性多考虑为腺癌，如果 Syn、CgA、CD56 染色阳性则要考虑为神经内分泌肿瘤，而这两种肿瘤的临床特点、治疗方法及预后均有明显不同。免疫组化检查无论是对于肠癌还是对于其他肿瘤的诊断均有十分重要的意义。

8. 怀疑肠癌时，做结肠镜检查前需做哪些准备？

前面已经说到结肠镜检查对于诊断肠癌来说是十分必要的。首先，它可以直接看到肠道内是否有肿瘤存在。因为当患者有腹痛、腹泻、便秘、粪便带血等表现的时候，要考虑肠癌的可能性，但很多疾病也有相似的表现，如肠腺瘤、溃疡性结肠炎、克罗恩病、肠结核等；因此要明确病因必须进行结肠镜检查。其次，结肠镜可以进行活组织检查，寻找作为"金标准"的组织病理学证据。除了明确诊断外，结肠镜还可以获得肿瘤的位置、形态、大小、数量等信息，为制订治疗方案打下基础。

（1）禁忌证

结肠镜检查是一种侵入性检查，有的患者可能会觉得不太舒服，而且也不是所有的患者都适合结肠镜检查，下面介绍结肠镜检查的禁忌证。

①肛门、直肠有严重化脓性感染或疼痛明显，如肛周脓肿、肛裂。②各种急性肠炎活动期及放射性结肠炎，如细菌性痢疾活动期、溃疡性结肠炎急性期，尤其是暴发性肠炎。③怀孕的妇女、曾做过盆腔手术及患盆腔炎者，应慎重进行；妇女月经期一般不宜做检查。④腹膜炎、肠穿孔、腹腔内广泛粘连及肠腔狭窄患者。⑤肝硬化腹水、肠系膜炎症、腹部主动脉瘤、肠管高度异常屈曲及癌肿晚期伴有腹腔内广泛转移者。⑥年老体弱及有严重心脑血管疾病的患者，检查时必须慎重；小儿及精神病患者因不能配合，故不宜施行检查，必要时可在全身麻醉下进行。

（2）检查前的准备

结肠镜检查前要做好充分的准备，如果检查时肠道内仍有许多粪便，就会影响进镜和观察，甚至不能完成全部大肠检查；因此，检查前肠道的清洁准备工作十分重要。其准备流程如下。

①检查前一天，开始进食半流质或低渣饮食，如鱼、蛋、牛奶、豆制品、粥、面条、面包、香蕉、冬瓜等。②检查当日进无渣流质饮食或禁食，检查前4小时口服清肠剂。③若口服清肠剂结束4小时后仍未排便，则为无效，应前往医院进行清洁灌肠。

9. 什么是无痛结肠镜检查？

很多人较为惧怕结肠镜检查，主要是因为在检查过程中会引起腹部疼痛，一些人对这种疼痛难以忍受。为了减轻这种痛苦，无痛结肠镜检查就应运而生了。

无痛结肠镜检查其实就是在检查前经静脉注射一种起效快、有效时间短、作用确切的麻醉药物，使患者在数秒内入睡，完成全部检查后很快即能苏醒，检查过程中不会有疼痛和其他不适感，因此，越来越多的患者选择做无痛结肠镜检查。

无痛结肠镜检查较普通结肠镜检查虽然有改进，但亦有一定的禁忌证。由于使用的麻醉药物是中枢神经系统抑制剂，且该种药物在肝内代谢；因此有严重呼吸系统疾病、心血管疾病、肝功能衰竭者及一般情况太差者均不宜进行此项检查。

在检查前医生会详细解释流程，交代注意事项。麻醉医生会根据患者体重计算药量，检查过程中保持输液通畅，会注意观察患者呼吸、表情、心率、血氧饱和度等，备好氧气、各种抢救器材及药物，结肠镜检查完毕后会注意观察患者一般情况，患者完全清醒后方可离开。检查后当天禁开机动车，以免发生意外。患者做无痛结肠镜检查需要有家人陪同。

10. 什么是超声结肠镜检查？

超声结肠镜检查就是将结肠镜和超声相结合的消化道检查技术，将微型高频超声探头安装在结肠镜顶端，当结肠镜进入肠道后，在通过内镜直接观察肠道黏膜病变的同时，可利用结肠镜下的超声进行实时扫描，获得肠道层次结构的组织学特征及周围邻近脏器的超声图像，从而进一步提高内镜和超声的诊断水平。

超声结肠镜可对肠道管壁黏膜下产生的病变进行检查和分析，并可对肠癌进行术前分期，判断其侵袭深度和范围，对确定治疗方案有一定帮助。另外，在超声结肠镜的引导下，应用细针进行局部穿刺抽吸活检，可明显提高疾病的确诊率。

超声结肠镜检查对于早期肠癌及向肠壁外侧生长的癌肿更合适。禁忌证和一般结肠镜基本一致，但适应证范围更广。

11. 什么是胶囊内镜检查?

胶囊内镜检查也是近些年来发展起来的新型检查技术手段,属于"无创性检查技术",主要是针对那些无法耐受肠镜检查、由于麻醉禁忌而不能进行无痛肠镜检查或是体检中要求无创检查的患者。此外,对于普通内镜难以到达的小肠部位,胶囊内镜也是一种不错的检查手段。

胶囊内镜检查的原理是患者口服内置摄像与信号传输装置的智能胶囊,借助消化道蠕动使之在消化道内运动并拍摄图像,而医生利用体外的图像记录仪和影像工作站,了解受检者的整个消化道情况,从而对病情做出诊断。胶囊内镜具有检查方便、无创伤、无导线、无痛苦、无交叉感染、不影响患者正常工作等优点,扩展了消化道检查的视野和范围,解决了部分患者无法进行普通肠镜检查的问题。

胶囊内镜检查技术也在不断地发展,早期的胶囊内镜由于无法控制其在消化道内的运动,无法在需要重点观察的部位停留,而且有时候因为肠内容物对镜头的遮盖,在视野上存在盲区,在检查中可能会遗漏病变部位。随着技术的发展,现在可以通过无线磁场遥控技术,在体外对胶囊内镜发出指令,控制胶囊内镜在胃肠道中的运动,充分观察胃肠道情况。当然胶囊内镜也有一些局限,最主要的是它不能像普通内镜那样进行组织活检,因此,对于需要进行病理确诊的肿瘤类疾病,有时它就无能为力了。现在也正在开发带有活检"附件"的胶囊内镜,一旦技术成熟,将会给更多的患者带来福音。

12. 什么情况下需要做腹腔镜检查?

腹腔镜技术在外科临床发展了很多年,目前已被较为广泛地应用于腹腔脏器疾病的诊断和治疗中。腹腔镜检查的特点是创伤小、恢复快、住院时间短,比较受外科医生和患者的喜爱。

腹腔镜是一种带有微型摄像头的器械,在腹部做小切口后,使用冷光源提供照明,将腹腔镜镜头插入腹腔内,运用数字摄像技术将腹腔镜镜头拍摄到的图像通过光导纤维传导出来,并且实时显示在专用监视器上。然后医生通过监视器屏幕上所显示的患者器官不同角度的图像,对患者的病情进行分析判断,再运用特殊的腹腔镜器械进行检查或手术。

有时候临床上发现的腹腔或盆腔包块,通过结肠镜、B超、CT或者MRI等检查不能明确其到底是良性还是恶性,是来自子宫、卵巢,还是来自肠道等;还有一些患者以腹水起病,多次腹水检查也不能找出其发病原因。在这些情况下,借助腹腔镜检查，患者所面临的问题也许就可以迎刃而解。

13.结肠镜检查已经诊断为肠癌，为何还要做 CT 检查？

这个问题在临床实际工作中常被问到，有此疑问的不仅是肠癌患者和他们的家属，也包括一部分医务工作者。部分患者在结肠镜检查诊断为结肠癌后，要求尽快手术，有的甚至在做完结肠镜的第二天就进手术室了。患者急切的心情我们可以理解，但是这种做法还是有欠妥的地方。

结肠镜检查一般只能发现肠道内的病灶，超声结肠镜可以看到肠壁周围组织的情况。由于肠癌很容易发生淋巴、肝和肺的转移，也可能会侵犯邻近的器官，一旦发生了转移和侵犯，治疗策略就应发生变化：应该先做化疗或放疗，使肿瘤变小，然后再去手术，这样才能更有把握地切除肿瘤。因此，在做完结肠镜检查之后，医生让患者做胸部、腹部 CT 检查并不是做无用功，这些检查对患者的治疗有很大帮助。

14. 胸片能否替代胸部 CT 检查？

临床上经常有患者会问："拍胸片可以替代胸部 CT 吗？胸部 CT 比胸片贵，而且射线的辐射也多，拍个胸片就可以了，周围的人都说不要做那么多 CT。"有这种想法的患者和家属不在少数，那么，拍胸片能替代胸部 CT 检查吗？

胸片是指胸部 X 线片，是一种传统的检查方法，它是胸壁、肺、心脏、纵隔、肋骨和脊柱等器官重叠在一起之后所形成的影像。某些部位如心脏后面或脊柱旁边，会被前面的器官遮住，就像拍照片，前面的景象把后面的都遮住了，因此胸片经常会漏掉一些隐匿部位的病灶。另外，胸片的分辨率不高，对 1 cm 以下的病灶经常显示不清。

如前所述，全面的病情评估对制订正确的治疗方案至关重要，评估得仔不仔细、正不正确，对治疗策略的制订乃至治疗效果都有非常大的影响。

胸部 CT 的射线剂量是比较低的，其所使用的射线剂量都在安全范围内，对人体的影响很小，所以不用太过紧张。一次胸部 CT 平扫可以得到一个更为细致的检查结果，何乐而不为呢？

15. 上腹部超声检查能替代 CT 或 MRI 检查吗？

上腹部超声是常用的检查手段，具有方便、快捷和无创的特点。然而，超声检查会受到分辨率的限制，有时很难发现小病灶，如果肠道中存在气体会反射超声波，造成观察不清楚或者存在观察上的盲区，临床上比较容易出现漏诊。另外，超声检查对病灶大小的测量可能会因为操作者的经验不同而出现一定的误差，就算是同一位操作者，也可能在操作过程中，因采用的观察角度不同和测量的部位差异，造成对病灶大小的测量出现差异。对于肿瘤而言，我们需要比较精确地对比治疗前后病灶的大小变化及是否出现新的病灶，来判断治疗是否有效，因此对影像学检查的成像质量要求比较高，同时要能够便于测量，并且检查结果要能够保存较长的时间。综合上述情况，超声检查就不能满足我们在肿瘤诊断和治疗方面的需求，所以上腹部超声检查还不能替代 CT 或 MRI 检查，无论是在国内还是在国外的诊疗指南中，都推荐采用 CT 或 MRI 对腹部进行检查。

16.MRI 比 CT 好吗？什么情况下使用 MRI 检查？

CT 和 MRI 是临床上十分常用的检查手段，可能很多患者都做过这两种检查，感觉检查的方式都差不多。有些患者会问："到底是 CT 好，还是 MRI 好呢？"

实际上，并没有 CT 和 MRI 哪个更好的说法，根据检查目的或检查部位的不同，选择合适的检查方式才是最重要的。CT 和 MRI 具有各自的优点和不足之处，医生会根据实际情况做出选择和判断。例如对于肺部的检查，医生多会选择 CT，因为其对比度好，成像更为清晰。观察头颅、骨骼或软组织肿块，有时候 MRI 检查比 CT 显示得更清楚。对于肝、胰腺等脏器的检查，CT 和 MRI 检查都可以使用，并且可以相互作为补充。另外，CT 检查的速度较快，MRI 在这一点上不如 CT；不过 CT 检查使用的造影剂可能会引起过敏反应，这个时候就要换成 MRI 了。是选 CT 还是 MRI，要根据临床实际情况来决定，医生会选择最适合患者的检查方式。

在肠癌的检查中，一般要做胸部、上腹部和下腹部 CT，而且要进行增强扫描，也就是要注射造影剂，如果患者对造影剂过敏，就选择胸部 CT 平扫（不注射造影剂）和上腹、下腹 MRI 检查。

MRI 检查禁忌证及注意事项：① MRI 设备周围具有强大的磁场，严禁患者和陪伴家属携带金属物品或电子产品（如手机、磁卡、钥匙、硬币、金属发卡、眼镜、雨伞等）靠近。②体内安装或携带心脏起搏器、除颤器等患者被视为 MRI 检查的禁忌，不能进入 MRI 检查间。③有固定假牙、节育器等患者应提前告知医生，可由医生根据情况判断是否可行 MRI 检查。④做增强 MRI 检查，需要注射造影剂，因此检查前需要空腹 5 小时以上。⑤ MRI 检查时间比 CT 检查时间要长，因此要做好准备，并在检查时听从医生安排。

17. 什么是 PET-CT 检查？ PET-CT 可以替代 CT 或 MRI 吗？

PET-CT 中文是"正电子发射计算机体层扫描"，它利用氟代脱氧葡萄糖（FDG）模拟葡萄糖进入细胞并进行初步的糖代谢，通过观察癌细胞摄取、消耗葡萄糖的情况来发现和诊断癌症。

癌细胞对葡萄糖的摄取和消耗比正常细胞要高，因此在影像学上的表现是高亮病灶，医生以此来将病灶和正常组织进行区分。有些正常组织，特别是消耗葡萄糖较多或排泄 FDG 的器官也是高亮显示，如脑、心脏、肾、输尿管、膀胱，所以这些器官的 PET-CT 检查效果并不是很理想，此时 PET-CT 不能替代 CT 或 MRI 检查。

此外，PET-CT 会出现假阴性（有癌症却没有查出来），特别是有相当一部分具有低代谢特点的胃肠道癌症在 PET-CT 上显示不出来，可能会造成漏诊；同时 PET-CT 还会出现假阳性（没有癌症，检查结果却提示阳性），如一些肠道炎症疾病或感染性疾病。

另外，CT 或 MRI 可以精确地测量肿块大小并观察邻近组织的受侵犯程度，为诊断和治疗提供较准确的信息，所以 PET-CT 是不能取代 CT 或 MRI 检查的。

尽管 PET-CT 检查是一种较为先进的检查手段，但也存在一定的不足，特别是针对胃肠道癌症的检出率不高，而且价格较为昂贵；所以不能作为常规检查手段，只是在其他检查不能确定病灶性质的时候作为补充检查方法。

18. 什么是 PET-MRI 检查？

除上面介绍的 PET-CT 外，现在还有更新的 PET-MRI 检查，那什么是"PET-MRI"检查呢？简单来说，PET-CT 是"PET"和"CT"的结合，而 PET-MRI 就是将"PET"和"MRI"合并为一次完成，在进行影像处理时将 PET 图像与 MRI 图像进行融合，所以 PET-MRI 检查实质上是等于"PET"+"MRI"。因此，PET-MRI 检查主要还是针对适合 MRI 检查的部位，如神经系统、软组织、心血管系统、头颈部、纵隔、乳腺、肝胆胰脾、结直肠、生殖系统、骨关节系统等部位，能够实现更为精细的检查且节约检查时间。

当然，和 PET-CT 一样，PET-MRI 检查也可能出现假阴性或假阳性的结果，而且其检查费用比较昂贵，所以需要由医生根据实际情况决定患者是否真的需要进行该项检查，并且对检查结果进行详细的综合分析。

这里要特别强调的是，PET-MRI 检查中的 MRI 检查是平扫，检查中注射造影剂是为了增强 PET 显像，而不是针对 MRI，因此在临床应用中要选择合适的患者，例如需要重点观察血管位置、形态和功能时，增强的 MRI 是比较合适的，而做 PET-MRI 检查就"大材小用"了。

19. 诊断肠癌时需要查血清肿瘤标志物吗？

肿瘤标志物是指肿瘤组织产生的或机体对肿瘤反应产生的，可以反映肿瘤存在和生长的生化物质。理想的肿瘤标志物应该是癌组织所特有而不存在于正常组织的成分。

同一种癌症可以有多种肿瘤标志物升高，而不同的癌症也可以有相同的肿瘤标志物升高，所以肿瘤标志物和具体的癌症类型之间并不存在——对应的关系。不少肿瘤标志物在良性疾病患者的血清中也可以有轻、中度升高或暂时升高，所以单独或偶然出现的肿瘤标志物升高，不一定代表有癌症发生，这时需要连续测定观察，如果肿瘤标志物持续进行性升高，则需要做进一步检查。对一个已经确诊癌症的患者来说，肿瘤标志物可用于预后判断及疗效观察，因为肿瘤标志物的水平常与癌症的发展、消退和复发有关。

目前应用较多且具有一定参考价值的肠癌肿瘤标志物有 CEA 和 CA19-9，其他一些肿瘤标志物还有 CA50、CA242、CA72-4 等。肠癌肿瘤标志物主要用于治疗后病情的监控。例如，一个已经确诊并做过手术切除的肠癌患者，若在术后随访检查时发现原已降至正常值的肿瘤标志物指数忽然有上升趋势，就要怀疑是否有肿瘤复发了，需要做进一步的检查。

因此，在肠癌诊断和治疗的过程中，血清肿瘤标志物是一个常规的检查项目。

20. 肠癌为什么要做经皮肝穿刺或肺穿刺检查？

肝和肺是肠癌常见的转移部位。一般而言，如果患者被诊断为肠癌，同时发现肝或肺有肿块，首先就要考虑是否发生了转移，如果这些肿块比较符合转移癌的特点，例如多发、类圆形、散在分布，则多认为是转移而来的。

还有其他一些少见情况，例如部分良性疾病（肝脓肿、肺结核等）有的时候看上去和转移性癌比较相似，不容易区分。这时就需要通过病理学手段来进行鉴别，穿刺活检就是一种比较快捷地获得病理标本的方法，操作较为简单，对患者伤害也比较小。还有一种情况，就是除肠癌以外，患者的肝或肺里面又长出了新的原发癌灶，这被称为"第二肿瘤"，"第二肿瘤"的治疗方法和转移癌是不同的，所以就需要穿刺活检来明确诊断。

除诊断的需要以外，在治疗过程中有时也需要额外进行肝穿刺或者是肺穿刺。例如，在肠癌治疗过程中，肝或肺出现了新的病灶，或是原有的病灶增大、进展，为了了解这些癌灶的性质和分子生物学特点，从而进行有针对性的治疗调整，也需要进行穿刺取得标本进行相关检测。

医生会根据患者的具体情况来决定是否进行肝穿刺或肺穿刺检查，此时患者如果有疑问，应该先和医生进行充分的交流，明白为什么要进行这项检查，这样就可以消除顾虑，积极配合。

21. 经皮肝穿刺或肺穿刺会引起肿瘤扩散吗？

担心穿刺会引起肿瘤扩散的患者和家属并不少见，而且他们时常会问："是不是会把肿瘤穿破，引起肿瘤扩散？"

肝穿刺和肺穿刺在理论上存在出血、感染等风险，肺穿刺还存在气胸的可能，但发生的概率比较低，而且在操作之前会对患者进行相关的检查，例如血常规、凝血功能，来评估穿刺的风险。这些穿刺的并发症通常比较轻微，经过适当的治疗甚至不需治疗，基本上都能恢复。穿刺基本上是在 B 超或 CT 定位下进行，这样一方面避免了由于反复穿刺带来的损伤，另一方面也使得癌细胞因为穿刺发生种植转移的风险大大降低。据文献报道，由穿刺活检造成肿瘤种植转移的发生率在万分之四到千分之四之间，这种风险相对于迅速获取明确的诊断、及时进行合理的治疗来讲是微不足道的。

只要排除了穿刺的禁忌证，例如出血倾向或凝血功能障碍、大量腹水或胸腔积液、严重阻塞性黄疸、严重肺气肿等，在穿刺前做好充分的准备，穿刺时仔细操作，穿刺后密切观察，基本上都可以保证安全。同时，医生也会详细评估穿刺的风险及获益，只有在穿刺获益明显大于风险的时候，才会建议患者接受这类操作。在穿刺之前，医生会与患者及家属充分沟通和交流，将穿刺的目的、风险等进行详细告知，使患者和家属对相关内容有比较明确的了解，并取得患者和家属的同意后，才会进行相关的操作。

22. 为什么在诊断肠癌时要做基因检测？

肿瘤的分类传统上是根据原发灶的部位来进行的，如肠癌、肺癌、肝癌、胰腺癌、乳腺癌、卵巢癌等，同时结合病理组织学类型，如腺癌、鳞癌、小细胞癌、肉瘤样癌等。

原则上一般根据癌种类别的不同，选择不同的治疗方案，然而临床上经常可以见到即便是同样患有肠癌、同样的位置、同样的性别、同样的年龄，甚至是同样病理分期的患者，使用相同的药物治疗，疗效却也相差甚远。

现代科学的进步使我们认识到每一位患者都是一个独立的个体，即使是同一癌种，发生在不同的个体身上，其发病原因、治疗方案和治疗效果都是有差异的。目前，对癌症的分类也进入了基因时代，根据基因检测结果，可以预测和判断患者的预后、化疗效果、是否适合进行靶向治疗等。目前对肠癌进行基因检测已经得到公认，国内外指南都推荐进行相关的基因检测。

肠癌诊断和治疗时常用的基因检测项目包括以下几种。

① *KRAS* 和 *NRAS*：这两组基因和靶向治疗药物选择相关，基因检测的目的是检验肠癌患者是否适合进行抗 EGFR 单抗的靶向治疗，以避免无效用药。② *UGTIA*：主要是指导化疗药物的选择，可以预测药物的不良反应及疗效。③ *MMR/MSI*：可以判断术后患者的预后，协助决定患者是否可以接受术后辅助化疗。对于晚期患者，该指标可决定能否首先选择抗 PD-1 抗体治疗。④ *BRAF*：可以协助判断肠癌患者的预后，对治疗效果的预测也有一定作用。⑤ *HER-2* 和 *NTRK*：这两个基因发生变化的比例不高，但如果检测出扩增或融合，就需要采用特殊的靶向药物进行治疗。

23. "粪便隐血"检查有什么意义？

"粪便隐血"是指消化道少量出血，在红细胞被消化破坏、粪便外观无异常改变的情况下，肉眼和显微镜下均不能证实的出血，这种出血只有使用粪便隐血检查才能发现。

那么，粪便隐血检查有什么意义呢？各种原因引起的消化道出血都可以导致粪便隐血阳性，例如胃肠黏膜损伤、溃疡、感染、炎症、寄生虫和癌症等，通过粪便隐血检查，可以协助了解消化道疾病的情况。

粪便隐血检查还可以帮助区别消化道良性疾病和癌症，良性疾病的隐血检查多为间断性阳性，治疗后可以转阴；消化道癌症的隐血检查多为持续阳性，一般治疗后无好转。消化道癌症出现微量出血可能是早期的重要症状，因此，粪便隐血检查是消化道癌症早期筛查的重要手段。

24. 什么是肠癌的临床病理分期？具体如何分期？

在肠癌患者完成了必要的检查后，就要为患者进行临床病理分期，再根据分期来制订相应的治疗计划和方案。

肠癌主要根据三个重要参数来进行临床分期，这三个参数分别是肠癌原发病灶的大小、位置及对周围组织和器官的侵犯情况（T），局部淋巴结的转移情况（N），是否出现了远处转移（M）。基于 T、N、M 三个参数的状态，形成了 TNM 分期系统。这套系统是美国癌症联合委员会（AJCC）组织编写的，其涵盖绝大多数的常见肿瘤，被全世界广泛接受和使用。

T 的分期包括 X、1、2、3、4，N 的分期包括 X、0、1、2，M 的分期包括 X、0、1，其中 X 的意思是不清楚或不能确定。根据患者不同的 TNM 分期状态，即 TNM 三个参数的不同组合，如 $T_2N_0M_0$、$T_4N_2M_0$ 等，可进一步评定为 0 期、Ⅰ 期、Ⅱ A 期、Ⅱ B 期、Ⅱ C 期、Ⅲ A 期、Ⅲ B 期、Ⅲ C 期、Ⅳ A 期、Ⅳ B 期和Ⅳ C 期 11 个分期中的一种。其中Ⅰ A、Ⅰ B、Ⅱ A、Ⅱ B、Ⅱ C、Ⅲ A 期属于相对早期，Ⅲ B、Ⅲ C、Ⅳ期属于中晚期。

除 TNM 分期以外，比较常用的还有 Dukes 分期，它是将肠癌分为 A、B、C、D 期，其中 B、C 期还分为 B1、B2 和 C1、C2 期。具体而言，癌灶仅限于黏膜层或黏膜下层时属于 A 期；癌灶侵犯肌层时属于 B1 期；癌灶侵犯超出肌层时属于 B2 期；癌灶限于肠壁内但有淋巴结转移时为 C1 期；癌灶超出肠壁且有淋巴结转移的为 C2 期；如果有远处转移则为 D 期。

目前 TNM 分期使用最为广泛，而且每过一段时间就会进行调整和修正，力求能够最为真实地反映临床实际情况，指导临床诊疗。

25. 为什么要对肠癌进行临床病理分期？

肠癌的分期，除可以粗略地区分"早期肠癌"和"晚期肠癌"外，更重要的是医生会对每一位患者在治疗前、治疗中和治疗后的各个阶段进行准确的分期，即Ⅰ期至Ⅳ期。病理分期的具体意义主要体现在以下三个方面。

（1）在治疗之前进行准确的病理分期可以估计患者可能的生存时间

病理分期是给每位患者制订最佳治疗方案的依据。例如，Ⅲ期及更早期的肠癌患者应当接受以手术为基础的综合治疗，而Ⅳ期的肠癌患者就要进行区分，部分患者仍然可以接受以手术为主的治疗方案，而不能手术的患者就应当接受以化疗、放疗、靶向和免疫治疗为基础的综合治疗，以得到最佳的生存获益。

（2）在治疗过程中进行动态的病理分期可以及时掌握患者的治疗效果

例如，某个患者在接受化疗后，病灶较之前增大，甚至出现了原先没有的远处转移，TNM 分期出现进展，进而提示治疗效果不佳，需要及时更换治疗方案。

（3）病理分期可随病情发展及时修正

例如在手术之前，根据影像学检查结果，认为有淋巴结转移，但是手术切除后的检验结果却排除了淋巴结转移的可能，这时候肠癌的分期就可以修正了，可能从Ⅲ期变成Ⅱ期甚至Ⅰ期，这就可以使该患者在后续的治疗过程中避免接受过多不必要的药物治疗或放疗。

另外，使用全球统一的分期系统可以便于统计病例，形成大数据库，为肠癌的诊断和治疗提供详细和丰富的数据支持，并为肠癌患者遴选更加有效、低毒的治疗方法，同时也方便国际交流。

26."高、中、低分化"及"不典型增生"是什么意思？

这些都是病理学上的术语，经常可以在患者的病理报告上看见，如"中分化腺癌""低分化腺癌"，那么"高、中、低分化"有什么意义呢？一般来说，癌组织分化越高，形态上就与正常组织越接近；分化程度越低，和正常组织差别也就越大。从恶性程度上讲，高分化癌的恶性程度比低分化癌低。当然这只是相对而言，并不是绝对的，癌症的预后还与临床病理分期、治疗反应、基因类型等情况相关。癌症的分化程度只是其中的一个因素，主要为医生诊断和治疗提供信息。

机体的正常细胞在外界刺激因素的长期作用下，最初可出现细胞数量增加，但细胞形态尚未发生改变。之后，在数量增加的同时，细胞形态与起源组织的细胞形态差异开始出现并逐渐加大，这就被称为"不典型增生"。部分不典型增生具有向癌细胞转变的倾向，但尚未成为典型的癌变，被称为"癌前病变"。

根据病变程度，不典型增生可分为轻度、中度和重度三级。近些年来，"不典型增生"这一名词逐渐被"上皮内瘤变"所取代，上皮内瘤变主要分为两级，即低级别上皮内瘤变和高级别上皮内瘤变。原来的轻度和中度不典型增生归属低级别上皮内瘤变，重度不典型增生则属高级别上皮内瘤变。高级别上皮内瘤变还包括原位癌。

低级别上皮内瘤变经过治疗后，大多数患者可以恢复正常。而高级别上皮内瘤变有较大的风险发展成为癌症，或已经是原位癌，故需要积极处理和密切观察。患者不用过于紧张，因为此时的病变尚属早期或极早期，治愈的概率很高。

27. 早期肠癌和中晚期肠癌生存期究竟有多大差别？

在患者被诊断为肠癌的时候，家属经常会问："是早期还是晚期，能够治好吗？"早期和中晚期是较为通俗的说法，一般来说，根据 TNM 分期系统，Ⅰ期和Ⅱ期的肠癌被认为是相对早期的肠癌，这时候的癌肿还局限于肠壁，没有发生淋巴结或者其他器官的转移。Ⅲ期和Ⅳ期肠癌是中晚期肠癌，这个时候的肠癌已经有淋巴结或其他远处脏器的转移。

（1）早期肠癌能长期存活吗？

早期肠癌经过治疗后，患者有较长的生存期，甚至很多患者可以被治愈。有数据显示，Ⅰ期肠癌的 5 年生存率在 85% ~ 95%，Ⅱ期在 60% ~ 80%，所以，应该给予早期肠癌积极的治疗，争取根治的机会。

由于早期肠癌的治疗效果好，患者生存期长，因此在临床上要尽可能地及早发现和诊断肠癌，这也是进行肠癌筛查的目的。

（2）中晚期肠癌还能存活多久？

中晚期肠癌的治疗效果比早期肠癌要差，但并不意味着就要放弃治疗。Ⅲ期肠癌经过手术和术后辅助化疗，5 年生存率也有 30% ~ 60%。对于Ⅳ期的肠癌，通过前期的治疗，可以为部分患者争取到手术机会，这些患者获得的疗效与Ⅲ期患者相当。

对于不能手术的晚期肠癌患者，通过综合性治疗，可以达到控制病情、延长生存期和提高生活质量的目的。实际上，关于这部分患者，医学界的研究是最为活跃的，而且取得了显著成果，例如通过转化治疗，可以把部分不能手术的患者转变为可以手术，将肠道原发肿瘤和转移的肿瘤都切除，给患者争取治愈的机会，使得这部分患者的治疗效果有很大提高。又如免疫治疗可以在 dMMR/MSI-H 的肠癌中取得很好的疗效，患者可以长期生存。

此外，更多新的及有潜力的治疗方法正在研究中，并且展现出非常有价值的应用前景，新药物和新方法将会给晚期肠癌患者带来更多的希望，逐步将晚期肠癌变成"慢性病"。

肠癌的分期主要是为治疗方案的制订提供依据。分期的早晚和肠癌患者的生存期有一定的关系，但也不是绝对的。肠癌患者的生存期还与肠癌的类型、治疗是否规范、随访是否正规，以及康复治疗是否及时等因素有关。许多中晚期肠癌患者经过规范、有效的治疗后，一样获得了长期生存，甚至是治愈的效果。

28. 哪些是肠癌复发的"高危因素"？

在肠癌治疗结束后，患者和家属最为关心的是癌症会不会复发。这就要提到哪些情况下，患者复发的可能性会比较大，也就是肠癌复发的"高危因素"。

研究显示，癌肿的大小、病理分期、是否有淋巴结转移、组织学类型、分化程度与肠癌术后复发转移有关。癌肿越大、侵犯范围越广、侵犯血管及淋巴管的可能性越大，发生转移和复发的风险越高。

TNM 分期是判断预后的重要根据，也是目前常用的评估肠癌术后复发、转移风险的指标。肠癌预后与肠癌分期有明显的关系，病期越晚，复发率越高。

肠癌手术前有无淋巴结转移及淋巴结清扫彻底与否会直接影响术后的复发转移。有淋巴结转移者预后差，淋巴结转移数量越多、转移度越高，预后越差。

癌症的生物学特性在复发过程中也起重要作用，未分化癌、印戒细胞癌、小细胞癌在术后复发率明显高于分化程度高的高分化或中分化腺癌、乳头状腺癌。分化程度低的肠癌术后复发较早。这可能与低分化的癌细胞增殖分裂迅速、多呈浸润性生长、细胞易脱落种植有关。

近年来的研究发现，基因类型和肠癌的预后及复发有密切的关系，通过基因检测可以预测患者的预后和判断复发风险，例如带有突变型 *BRAF* 基因的肠癌患者，其预后比野生型患者差。

29. 肠癌常向哪些部位转移？有什么表现？

肠癌细胞可以通过各种途径向身体其他部位蔓延或转移。常见的播散途径有直接浸润、种植播散、淋巴转移和血行转移。

直接浸润的形式是局部侵犯，癌细胞"爬到"周围组织或器官，造成相应的临床症状，例如侵犯膀胱可以造成血尿，侵犯输尿管可造成肾积水，侵犯或压迫血管、淋巴管可引起下肢水肿。

当癌肿突破肠壁之后，癌细胞可以脱落下来，像种子洒落在地面一样，可以"种"在腹腔或盆腔里面并生长起来。肠癌细胞可以在腹腔和盆腔内形成广泛种植转移，常造成两种常见且治疗比较棘手的并发症：腹水和肠梗阻。

癌细胞只限于黏膜层的时候，由于黏膜层中缺乏淋巴管，因此很少发生淋巴转移。癌细胞如果突破黏膜肌层到达黏膜下层，就有可能发生淋巴转移。随着癌肿向肠壁外侵犯，发生淋巴转移的概率明显增加，有时候还会通过淋巴管道转移到胸部或颈部的淋巴结。

肠癌发生血行转移的情况也较为多见，特别是一些血液循环比较丰富的器官，如肝、肺、骨骼或大脑，这些器官也是肠癌常见的转移部位。如转移到肝，可能会出现右上腹疼痛、肝功能损伤或黄疸等症状；如转移到肺，可能会引起咳嗽、胸痛、痰中带血、胸腔积液等；如骨骼转移会出现疼痛、活动受限甚至骨折的情况；一旦转移到脑部，轻者出现头晕，重者出现头痛、恶心、呕吐、肢体瘫痪，甚至可导致颅内出血而危及生命。

30. 左半肠癌和右半肠癌有什么区别？

近些年来，有研究发现不同部位的肠癌，它们的临床特点、预后和对治疗的反应存在一定的差别，尤其是在中晚期肠癌患者当中，这种差别就更加明显。目前，对于不同部位肠癌的研究主要是将肠癌分成左半肠癌和右半肠癌，那么，为什么要分成左半结肠和右半结肠呢？以什么样的标准来划分呢？左半肠癌和右半肠癌究竟有什么不同呢？

　　首先，从胚胎起源来说，左半结肠起源于后肠，而右半结肠起源于中肠，两者是不同的。从血液供应上也有区别，左半结肠是肠系膜下动脉供血，而右半结肠是肠系膜上动脉供血。其次，左右半结肠在基因表达谱上也存在明显的差异。再次，左右半结肠在功能上也有差异，右半结肠利用袋状往返运动吸收消化物中的大部分剩余水分，而左半结肠主要运动特点为蠕动，将剩余残渣向直肠推进以便使其变得更加固体化，左半结肠同时对其起润滑作用。有研究者认为左右半结肠可以被认为是"两个脏器"，所以临床上将肠癌分为左右半肠癌来研究也就顺理成章了。

　　临床上，左半肠癌和右半肠癌有一些不同的特点：从发病率来说，左半肠癌约占大肠癌的 2/3，而右半肠癌约占 1/3，由此可见，左半肠癌的发病率更高。在男女患者中，左右半肠癌所占比例也有区别，男性患者中以左半肠癌多见，而女性患者中以右半肠癌为多。从组织病理学特点来说，右半肠癌患者中黏液癌、未分化癌、印戒细胞癌比例比左半肠癌高，并且右半肠癌中低分化肿瘤的比例也比左半肠癌高，同时右半肠癌肿瘤浸润程度更深，血管受侵更常见，淋巴转移更多见，因此，右半肠癌中晚期患者占比高于左半肠癌。

　　从以上特点我们看到，右半肠癌似乎要"恶"于左半肠癌，的确，大数据分析显示，右半肠癌的生存预后不如左半肠癌，特别是在中晚期患者中，这个差距尤为明显。左右半肠癌的不同还体现在治疗中，例如，对于左半肠癌，靶向药物西妥昔单抗的疗效要好于贝伐珠单抗，而对于右半肠癌贝伐珠单抗的疗效更高。造成这种差别的原因目前还不是很清楚，有可能与基因表达谱差异相关。

　　肠癌有左半和右半之分，从表面上看是位置的不同，但深层次的背景却是基因、表观遗传学等方面的差异。用左半和右半区分肠癌的方式仍较为粗略，随着分子生物学研究的进一步深入，将会有更为精确的分类方法来指导临床实践。

31. 肠癌基因检测与治疗的关系是什么？

　　现在肠癌患者到医院就诊，除了进行血液学、影像学和病理学检查以外，医生还会建议患者进行相关的基因检测。由于基因检测的费用不低，很多患者和家属就会考虑为什么要做这样的检查、意义大不大的问题。

　　基因检测是近年来广泛用于肿瘤诊断、治疗筛查、疗效和预后判断的检测手段，是肿瘤精准治疗必不可少的重要支持。从诊断上来说，基因检测能将诊断进一步细化，从细胞水平深入分子水平。目前肠癌基因检测中得到公认的项目是 *RAS/BRAF* 检测，如果这两个基因都是野生型的，晚期肠癌患者的预后就相对要好一些，对治疗的反应尤其是抗 EGFR 单抗的效果会更好；如果是突变型的患者，无论是预后还是治疗效果都要差一些，特别是 *BRAF* 突变的患者，常规治疗效果不太理想，对于这样的患者，我们要考虑使用比较特殊的治疗方案，如氟尿嘧啶/亚叶酸钙、奥沙利铂及伊立替康三药联合方案（FOLFOXIRI），并且联合靶向药物，或者是化疗联合双靶向药物（抗 EGFR 单抗和 BRAF 抑制剂）。如果计划使用免疫检查点（抗 PD-1或抗 PD-L1）治疗，就要检测微卫星不稳定性及错配修复蛋白的表达，高度微卫星不稳定性和存在错配修复缺陷的患者对于这类治疗有较为明显的疗效。

目前，针对肠癌基因方面的研究现在正如火如荼地进行着，如 HER-2、PIK3CA、RANBP2、MiR-31-3p 信号分子和 CMS 分子分型等，有些分子信号已经可以指导临床用药选择了，而且取得了不错的疗效。随着研究的深入，我们相信基因检测和分析会给肠癌患者带来更多的福音。

32. 病理报告中"MMR"及"MSI-H"是什么意思？

随着精准治疗的发展，有很多肿瘤患者，包括结直肠癌患者，会在病理报告中看到"dMMR"或"pMMR"的诊断，在基因检测报告中看到"MSI-H""MSI-L"或"MSS"的诊断，那么这些诊断代表什么意思呢？它们之间有什么关系？

通常，临床上病理组织标本主要检测 4 种错配修复（MMR）蛋白，即 MLH1、MSH2、MSH6 和 PMS2，其中只要有 1 种蛋白染色为阴性就属于错配修复缺陷（dMMR），反之，如果 4 种蛋白染色均为阳性就属于错配修复未缺陷（pMMR）。

另外，可以通过 PCR 检测基因组上的 5 个微卫星位点（BAT-25、BAT-26、D5S346、D2S123、D17S250）的不稳定性来判断微卫星不稳定（MSI）程度：≥ 2个位点的不稳定为微卫星高度不稳定（MSI-H）；1 个位点不稳定为微卫星低度不稳定（MSI-L）；无位点出现不稳定为微卫星稳定（MSS）。那么,MMR 检测和 MSI 检测有什么相关性呢？大量的临床试验证实分子水平的 MSI 检测与蛋白质水平 MMR检测具有高度相关性，其中在结直肠癌两者的一致性约为 92%，换言之，dMMR 大致等同于 MSI-H，而 pMMR 大致等同于 MSI-L 和 MSS。当然，两者之间也存在不一致的时候，所以最好两种检查都做，以进行相互印证。

对于肠癌来说，MMR 检测和 MSI 检测十分重要，已经有研究证明，dMMR 或MSI-H 患者对于抗 PD-1/PD-L1 抗体治疗十分有效，而常规化疗反而有效率低,所以 dMMR 或 MSI-H 检测对肠癌患者来说是十分必要的检查。

33. 组织标本和血液标本都能用来进行基因检测吗？

要对一名患者进行基因检测，首先要有标本才行，目前最为常用的就是组织标本。因为组织标本中 DNA 含量较高，检测的阳性率也较高，所以现在大多数的基因检测都使用组织标本来进行，国际和国内的检测标准或规范也建议首先选择组织标本。使用组织标本也存在一定的局限性，例如组织标本的获取通常需要通过手术、活检等方式，对于患者而言要遭受一定的痛苦，而且随着治疗和病情的变化，需要多次基因检测。这会给患者带来多次的创伤和痛苦，患者也常常拒绝再次的手术或活检。另外，可能由于患者身体条件不允许，手术及活检等方式不适合在患者身上使用，或者因为肿瘤部位特殊，手术及活检获取组织标本的创伤较大或成功率低，在这种情况下，组织标本获取困难。那么，是否有其他标本可以用来替代呢？

为了减少创伤性操作的次数，减轻患者的痛苦，现在很多研究都集中在使用血液标本的可行性上，因为获取血液标本十分便捷，特别是对病情进行随访和监测十分具有优势，患者也乐于接受。

用血液标本来进行基因检测也就是我们所说的"液体活检"，当然液体活检不仅仅是利用血液标本进行检测，还包括胸腔积液、腹水和心包积液等，除了对基因进行检测以外，还可以对其中的细胞、蛋白成分进行相关分析。

液体活检也存在一定的局限性：首先是阳性率比较低，因为液体活检检测的是血液和体液中的 DNA 片段、脱落的细胞和细胞成分，这些物质必须释放到血液和体液中才能被检测到，如果没有释放或释放的量少，就无法进行有效的检测，例如针对肺癌 EGFR 突变检测，血液标本的阳性率只有 50% 左右，而在晚期肠癌中，血液标本检测 RAS 等基因的阳性率为 70% ~ 80%，同时受到肿瘤负荷大小、转移部位等因素的影响。其次是血液和体液中混杂了大量非肿瘤的 DNA、蛋白和细胞，有时会干扰检测的结果。

综合以上分析，现阶段基因检测仍以组织标本为主，血液标本作为补充或作为随后检测病情变化的手段，不过针对血液标本的研究正在深入地进行着，临床上也有不少的应用，实际上血液标本的基因检测，我们常常称之为循环肿瘤 DNA（ctDNA）检测，关于"ctDNA"检测将在下一个问题中详细说明。

34. 什么是"ctDNA"检测？有何用处？

其实大家对 DNA 都很熟悉，主要是不了解加了前缀"ct"后的意思，这个"ct"可不是我们之前讲影像学时候说的"CT"扫描，这里的"ct"指的是"circulating tumor"，"ctDNA"就是"循环肿瘤 DNA"。

"ctDNA"检测属于液体活检，大多数情况下是使用血液标本进行检测，有时也会使用胸腔积液或腹水标本进行检测。ctDNA 检测的是肿瘤组织释放到血液或胸腔积液 / 腹水中的肿瘤细胞的 DNA 片段，所以它的检测敏感性和肿瘤负荷相关，肿瘤负荷越大，检测的阳性率越高。

由于 ctDNA 标本比较容易获得，并且可以反复抽取，如血液标本，因此 ctDNA

检测常常用于组织标本比较难以获得的情况下，而且可以在病程不同阶段进行检测，以监控病情的变化，为临床治疗特别是靶向药物治疗的选择提供依据。现在 ctDNA 检测也用来判断术后患者是否存在微残留，为术后是否进行辅助化疗提供依据，目前认为 ctDNA 阳性是肿瘤微残留的强有力的证据，ctDNA 阳性的患者复发或转移的可能性很大，这些患者需要足够疗程的辅助化疗。ctDNA 还能够预测肿瘤复发或转移的时间，因为 ctDNA 可以在影像学发现肿瘤复发或转移前半年到 8 个月间出现异常。现在 ctDNA 检测应用范围越来越广泛，为临床患者的精准治疗提供越来越多的信息，今后这一技术手段也将会发挥更大的作用。

第四章 治疗篇

1. 肠癌能治愈吗?

这个问题是很多肠癌患者和家属最为关心的问题。能否治愈,取决于疾病的临床病理分期。

对于较为早期的肠癌（Ⅰ期、Ⅱ期、Ⅲ期），通过切除原发癌肿、邻近组织和清扫淋巴结,再配合化疗和放疗等综合治疗,在理论上是有机会根治的。如果患者局部癌肿较小,没有淋巴转移,那么得到根治的希望就更大,甚至有观点认为,更早期的Ⅰ期肠癌可以不接受手术后的辅助化疗。

实际上,临床上大多数肠癌被发现时已经属于晚期,失去了接受手术治疗的机会。因为肠癌的起病非常隐匿,早期症状很不明显甚至没有症状,直到患者出现了腹痛、消瘦、腹部包块等症状再来就诊的时候已经错过了最佳的治疗时机,因此,定期的肿瘤筛查对于发现早期肿瘤、提高根治率有决定性的作用。

Ⅰ期肠癌的5年生存率是85%～95%,Ⅱ期是60%～80%,Ⅲ期是30%～60%。所以,越是早期,治愈的希望越大;越是晚期,治愈的希望越小。

2. 肠癌有哪些治疗方法?

肠癌的诊断一旦得到确立,一定要进行规范的治疗,要结合患者的临床分期、全身状态、重要脏器功能、病理类型、基因分型、有无重要的合并疾病等来综合考虑,选择最佳的治疗方法。

就目前而言,肠癌的治疗方法包括手术治疗、化学药物治疗（简称化疗）、放疗、免疫靶向治疗（简称靶向治疗）、介入治疗、中医药治疗、免疫治疗和心理治疗。

（1）手术治疗

外科手术治疗是根治肠癌的首选治疗方法,凡是无手术禁忌证的患者都应该考虑手术治疗。

（2）化学药物治疗

化疗在肠癌的治疗中处于十分重要的地位,尤其是在Ⅲ期肠癌中,术后辅助化疗目前已被业界认为是标准治疗手段。对于晚期肠癌，化疗对控制疾病进展、延长生存期、提高生活质量具有重要作用。

（3）放射治疗

放疗是一种局部治疗，对癌细胞有显著的杀伤作用，尤其对于直肠部位的癌肿效果显著，但要配合手术和化疗使用。

（4）免疫靶向治疗

免疫靶向治疗需要有针对性地进行，靶向治疗的前提是要具有靶位，这种靶位既可以是某个组织器官，也可以是细胞或分子。靶向药物进入人体后，能够高效地、有选择性地和这些靶位进行特异性结合，从而使癌细胞发生特异性死亡。

（5）介入治疗

介入治疗是应用影像学设备、技术和方法，将特制的导管或穿刺针导入体内到达癌肿部位，然后使用药物或物理的方法进行治疗。介入治疗近年来发展得很快，具有微创、高效等特点，如射频治疗、微波治疗、冷冻治疗、聚焦超声治疗和血管介入治疗等。

（6）中医药治疗

中医药可以扶正祛邪、提高机体免疫功能，能够减轻化疗、放疗的不良反应，有利于放化疗的顺利进行。

（7）免疫治疗

免疫治疗近年来发展迅猛，它是通过提高机体免疫功能、解除癌肿的免疫抑制作用等方式，利用机体自身的免疫系统来消灭和清除癌细胞。目前免疫治疗取得了令人瞩目的研究成果，在癌症治疗中发挥着重要的作用。

（8）心理治疗

心理治疗常常被忽视，但这是一种非常必要的治疗，癌症患者经常有抑郁、焦虑等情绪障碍，可导致失眠、食欲下降、消瘦、免疫功能受损等一系列后果，甚至有患者出现抑郁症表现。癌症患者心理问题会导致其不配合治疗，从而引起治疗效果降低，所以癌症患者的心理治疗需要得到重视。

3. 什么是"多学科诊疗模式"？对肠癌治疗有何益处？

多学科诊疗（MDT）模式，顾名思义，即由相关学科的专家对某一病例进行讨论，在综合各学科意见的基础上为患者制订最佳的治疗方案。由此而形成的治疗团队被称为多学科诊疗团队，其中包括外科、内科、影像科、放疗科、介入科、护理和心理学科等专家在内。

MDT 模式因其以患者为中心、个体化治疗的特点鲜明，因而得到了许多医生和患者的认可。MDT 模式已在欧美国家得到普及。2007 年，英国还颁布了关于 MDT

肿瘤治疗模式的法律文件，将其上升到法律高度。

MDT 模式有哪些益处，它与以前的临床专家会诊有什么区别？其实，MDT 模式更像是一种制度，时间固定，地点固定，参与人员也比较稳定，而传统专家会诊并不具有这些特征。MDT 是多学科一起协作的诊疗模式，各方意见都要综合考虑，而专家会诊由主管医生组织，参与会诊的专家只是给出意见，不干涉最终的诊疗。

MDT 不是因为发现问题而请专家会诊，而是从多方面进行考虑，及早预防问题的发生而采取干预措施，并定期评估治疗效果，调整治疗方案，更切合患者实际情况。MDT 以专家为主，但所有参加人员都可以发表独到的见解，提出自己的问题和建议。非住院患者通过 MDT 门诊可以得到多名专家的意见，既节约时间，又避免重复劳动，这是传统会诊模式不具备的。

在国内，MDT 模式已经显示出效果和优势。目前，这一模式还在不断地发展和完善。

4. 腹腔镜手术与传统开腹手术相比，有哪些优缺点？

腹腔镜手术是随着腹腔镜技术发展起来的一种手术技术，在腹部的不同部位做数个直径 5 ~ 12 mm 的小切口，通过这些小切口插入摄像镜头，将腹腔镜镜头拍摄到的图像通过光导纤维显示在专用监视器上。然后医生通过监视器屏幕上所显示的内容，对患者的病情进行分析和判断，再运用特殊的腹腔镜器械进行手术。

腹腔镜手术与传统手术相比，具有以下优点：手术创伤小（也有人称之为"钥匙孔"手术）、患者术后恢复快、住院时间短、患者术后疼痛轻、腹部切口瘢痕小而美观、治疗效果与开腹手术差异也不大。目前大部分普通外科手术，基本上都能够通过腹腔镜完成，如阑尾切除术，胃、十二指肠溃疡穿孔修补术，疝气修补术，结肠切除术，脾切除术，肾上腺切除术，此外，还有卵巢囊肿摘除、异位妊娠、子宫切除等。

腹腔镜手术也有一些缺点和局限性：腹腔镜设备昂贵，操作较复杂；需要腹腔镜外科再培训，对手术医生有技术要求；一些特殊情况（如肥胖、妊娠期、既往手术导致的广泛粘连）使得腹腔镜操作较为困难；此外，对于肠癌而言，如果出现肿瘤穿孔、梗阻、解剖异常，以及邻近多个器官受侵犯需行联合切除的，腹腔镜就力有不逮。

目前，采用腹腔镜进行肠癌手术是总体趋势和要求，只有在少部分特殊情况下才会使用传统的开腹手术。

5. 现代肠癌手术方式和技术有哪些进步？

手术作为肿瘤治疗的重要手段之一，具有不可替代的作用，对于大多数实体肿瘤（包括肠癌），手术是目前唯一能根治肿瘤的手段。近现代肿瘤治疗的进展当中，手术方式和技术的进步为肿瘤治疗效果的改善、患者生存质量的提高贡献良多。

肠癌手术方式和技术的改进，与手术器械和设备的发展息息相关。在肠癌的手术方面，传统的开腹手术创伤大、肠功能恢复慢、住院时间长，而腹腔镜的出现使得这些情况得以改善，也使得肠癌的手术进入微创时代。有研究表明，与开腹手术相比，腹腔镜手术的疗效与之相当，且患者并发症少、恢复好。因此，目前肠癌的手术，除了一些特殊部位或腹腔粘连严重的情况之外，大部分都是使用腹腔镜进行的。同时，腹腔镜手术技术本身也在不断地完善和改进，从腹腔镜辅助结直肠癌手术、辅助腹腔镜结直肠癌手术，到全腹腔镜结直肠癌手术，从经自然孔道内镜外科技术、双镜联合手术以及单孔腹腔镜手术，再到目前十分热门的机器人腹腔镜手术，肠癌手术设备的进步使得外科医生不断地突破手术禁区，为更多的患者实施高效、低创伤的外科治疗。

除了手术器械和设备的更新以外，手术前、中、后的围手术期管理技术的更新和改进，以及手术方式的发展与进步，例如加速康复外科技术、直肠全系膜切除术等，都对肠癌的手术治疗起到了巨大的推动作用。现代肠癌手术方式和技术仍在不断地发展和提高，向着更精准、更高效、更微创的方向持续不断地进步和完善，将为患者带来更多的福音。

6. 肠癌发生了转移，还能手术吗？

较为早期的肠癌，如Ⅰ期、Ⅱ期和Ⅲ期肠癌，手术治疗是有机会治愈疾病的。那么对于大多数已经发生了转移的肠癌患者来说，是不是就丧失手术机会了呢？

医学界就这个问题进行了多年的研究。所幸的是，研究显示，出现了转移的患者也不是没有手术的机会。研究显示，如果一位肠癌患者发生了远处脏器转移而不进行手术治疗，其5年生存概率只有5%左右，但如果能够切除原发癌肿和转移癌肿，再辅以化疗等综合治疗手段，5年生存概率可以提高到25%～35%，这是一个极大的治疗进展，为很多患者带来了曙光。

因此，现在临床对于转移性肠癌，不是轻易放弃手术，而是"有条件要上，没有条件创造条件再上"。医生会在开始的阶段对患者进行评估，如果肠癌的原发癌肿和转移癌灶能够被完整切除，那么手术就会被优先考虑；一旦评估的结果是无法切除，医生就会先进行化疗、放疗，把癌肿缩小到能够手术切除的程度。

很多患者在进行根治手术以后，发生了其他脏器的转移。这个时候也不要沮丧，同样可以进行第二次手术切除癌肿，争取再次根治的机会。

综上所述，肠癌发生了转移，仍然有根治的机会，这时候患者要给自己信心，积极配合医生治疗，患者的家人和朋友也要鼓励患者，共同为战胜疾病而努力。

7. 肠癌手术有哪些并发症？如何治疗？

随着科学技术的发展，肠癌手术技术朝着精密、微创、高效的方向前进，有了较大发展，但是手术毕竟是一种有创伤的操作，并发症难以完全避免，然而大多数并发症可以被预见，并且可以采取一些措施来降低其发生率。

肠癌的并发症情况如下。

（1）疼痛

术后疼痛是肠癌术后最为常见的并发症，局部组织的损伤逐渐恢复后，疼痛会很快缓解，医生一般会在术后给患者开具镇痛药物，帮助患者度过疼痛最严重的时候。

（2）伤口感染

这种并发症发生率低，主要是未能保持伤口局部清洁所致，比较严重的感染会导致伤口不愈合，甚至诱发腹腔内感染。一般的轻度感染只要勤换药、使用抗菌药物就可以治愈，如果是严重的感染，就需要通过手术治疗。

（3）吻合口瘘

吻合口瘘与术前准备不充分、患者营养不良、手术操作失误等有关。吻合口瘘一经诊断，应积极行肠造瘘术，同时给予有效引流、营养支持和抗感染治疗，待情况好转后再行手术修复。

（4）肠梗阻

肠梗阻的发生率不高，一般和术后发生肠粘连有关，经过内科治疗，如胃肠减压、营养支持、抗感染等治疗后常常会好转或缓解。如果不能缓解，就需要手术进行治疗。

此外，还有一些其他并发症，如出血、输尿管损伤等，发生率低，若手术过程中规范操作，基本上可以避免。如果发生并发症，应该及时到医院就医。

8. 直肠癌手术能保住肛门吗？

直肠部位的肠癌有时需要切除肛门，会给患者带来生活上较大的不便和痛苦，所以直肠癌患者都希望手术能保住肛门。不过，手术是否能保住肛门取决于癌肿的位置。如果位置过低，太接近肛门，这个时候就需要切除肛门，否则会导致癌细胞残留，术后不久就会复发，治疗就失败了。

直肠癌手术被治愈的概率还是很大的，所以总体上还是以根治肿瘤为主要目的，至于肛门功能只好放在次要的位置了。一般而言，如果癌肿与肛门的距离在 5 cm 之内，则不行保肛手术，需要切除肛门，结肠断端造瘘。术后从造瘘口处排大便，术后大便次数会多一些，不过随着患者的适应与习惯，大便会越来越规律，是有可能恢复正常的。即使是造瘘口处排便，患者适应后，生活质量也是可以保证的。

9. 何为"根治性手术"？

"根治性手术"就是为了彻底根除疾病而进行的手术。目前，根治性手术是治愈大多数癌症的唯一方法，在癌症治疗中占据重要的位置。

根治性手术的切除范围，除了包括癌肿以外，还必须包括那些看似正常但实际上已受肿瘤累及的周围组织与淋巴结，因为肉眼看到的正常范围，在显微镜下往往已经有癌细胞蔓延了，如果不切除这部分组织，术后癌肿很快就会复发。当然，手术切除范围也不是越大越好，事实上手术范围的增大并不会增加患者的治愈率和生存期。现在手术强调"最大限度地切除病灶，同时最大限度地保护器官功能"，并结合其他的治疗方法一起进行综合治疗。

对于还没有发生转移的肠癌患者，要争取根治性手术。对于那些已经发生转移或者局部病灶较大的肠癌患者，也不能轻易放弃根治手术，因为经手术治疗的患者比没有经手术治疗的患者有更大的治愈希望。即使发生了转移，转移灶能够被完整切除的，特别是孤立的肝转移癌灶或肺转移癌灶，也要优先考虑手术，将原发癌灶和转移癌灶同时切除或者分次切除。对于那些癌灶比较大、侵犯周围组织比较多的情况，可以先进行化疗、放疗，待癌肿缩小后，原来难以切除的癌灶就可以被切除了，这也是根治性手术方式之一。

10. 何为"姑息性手术"？

相对于"根治性手术"，"姑息性手术"不是以彻底根除癌肿、治愈疾病为目的，而是以切除全部或部分病灶、减少症状、减轻痛苦、提高生活质量、延长生存期为目的的手术。姑息性切除术作为综合治疗的一部分，手术前后的多学科综合治疗能最大限度地提高肠癌患者的长期生存率。

对于肠癌而言，大多数姑息性手术的目的是缓解肠梗阻或减少肠道出血。很多肠癌的癌肿是向肠道内生长的，长到一定程度后就会将肠道阻塞，引起肠梗阻。这时候患者会反复出现恶心、呕吐、腹胀、腹痛等症状，有时会吐出粪样物，带有恶臭，腹部有时会膨胀得像一个大气球。当患者肺部被压迫时，会引起呼吸困难，不能睡觉、进食，十分痛苦。另外，癌肿持续出血可引起患者严重贫血、营养不良、心率加快、胸闷不适、全身无力，甚至卧床不起、生活无法自理，也无法进行其他的抗癌症治疗。这个时候姑息性手术可以缓解患者的症状，改善患者的全身情况，在患者身体情况好转之后，还可以进行抗癌症的各种治疗。"姑息性手术"并不是消极对待，更不是"姑息养奸"，它是癌症综合治疗的重要组成部分，对于争取治疗时间、提高治疗效果均有较大的帮助。

11. 肠癌患者在接受手术治疗时应注意哪些问题？

医生在手术之前会对患者进行必要的检查，来判断患者是否适合手术，这些检查主要包括癌症病情评估、身体状态评估和重要脏器功能评估。例如 CT 或 MRI 检查可以对癌肿进行评估，血常规、肝肾功能、电解质、凝血功能、心电图、心脏超声、肺功能等检查，可以对患者的身体状态和各重要脏器的功能进行评估。在医生对患者进行手术前各项检查和准备工作的同时，患者和家属也应该做好相应的准备。

（1）患者或家属应和医生进行充分沟通和交流，对手术目的、手术方式、手术效果以及可能出现的情况进行讨论，了解手术的必要性及一些需要特别注意的事项。对于手术可能出现的并发症及风险应正确地理解和对待，做到心里有底，对医护人员有充分的信心。

（2）在手术之前注意休息，保证充足的休息和睡眠。如果有焦虑、抑郁等情绪需要进行调整，可以使用药物进行控制。

（3）注意饮食清洁，避免感冒。手术前如果没有特殊限制，应尽可能多吃一些富含蛋白质、维生素的食物，如牛奶、鸡蛋、鱼、苹果、橘子等，以改善营养状况，提高对手术的耐受力并为术后恢复打好基础。术前 1 ~ 2 天应吃易消化的食物，以减轻术后腹胀的症状。术前 1 ~ 2 天服缓泻剂，若有便秘或部分肠梗阻者，可酌情提前几天用药。如果有排便困难的患者，可以在手术前一日或数日进行清洁灌肠。

（4）吸烟者术前两周应停止吸烟，以减少呼吸道感染的概率。

（5）胸、腹部手术患者应在医护人员指导下学会用双手保护切口以咳嗽排痰，练习深呼吸，增加肺通气量，减少肺部感染的概率。

（6）术前应练习床上大小便，因术后需要卧床一段时间，术前练习可以在手术后很快适应在床上排便，避免出现尿潴留和便秘等症状。

（7）为了减少切口感染的概率，术前应洗澡，更换干净衣裤。

（8）家属要多陪伴患者，帮助其缓解紧张状态，同时也要控制探视的人数和时间，让患者不至于过度兴奋和疲劳。

（9）患者在进手术室前，要排空小便。不要将假牙、戒指、手表等物品带入手术室。

（10）手术之后，有的患者需在监护室待一段时间，等病情稳定后再转到普通病房，转到普通病房后家属要注意观察患者有无疼痛加重、有无伤口渗血或渗液、有无呼吸困难以及神志不清的情况，还要协助患者下床活动，帮助其恢复肠道功能。还要注意的是，对于肛门改道的患者，由于人工肛门没有括约肌，不能自行控制排便，患者常常会产生思想负担，因此要多解释和鼓励，并帮助和指导患者做好人工肛门护理。

12. 肠癌化疗有哪些常用药物？

化疗是化学药物治疗的简称。其实化疗的概念很广，凡是使用化学药物来治疗疾病的都可以称作化疗，不过现在一般说到化疗都是指针对癌症或者结核的治疗。化疗基本上使用的都是细胞毒性药物，换句话说，就是专门杀伤细胞的药物。

临床上用于癌症化疗的药物种类较多，根据来源和作用机制的不同，可以将化疗药物分为以下几大类。

（1）抗代谢类

这种药物是最早被发现的、使用时间较长的抗癌药物之一。它们主要是通过阻碍细胞的代谢过程，干扰癌细胞 DNA 合成，导致癌细胞功能丧失并死亡，从而抑制肿瘤的生长，如 5- 氟尿嘧啶（5-FU）。

（2）烷化剂

此类药物由烷基和功能基团结合而成，可与细胞中的多种生物大分子如 DNA、RNA 或蛋白质的亲核基团（如核酸的磷酸根、羟基、氨基，蛋白质的羧酸根、巯基、氨基）结合，以烷基取代这些基团的氢原子，使核酸、酶等生化物质不能进行正常代谢，最终导致癌细胞死亡，如环磷酰胺、异环磷酰胺等。

（3）植物类抗肿瘤药

该类药物主要作用于细胞有丝分裂期，可以抑制有丝分裂或相关酶的作用，从而防止细胞再生所必需蛋白质的合成，进而抑制或破坏癌细胞的生长，如长春新碱、长春瑞滨、依托泊苷、紫杉醇、多西紫杉醇、伊立替康等。

（4）抗肿瘤抗生素

这类药物是一种生物来源的抗癌药，通常是一些真菌的产物，通过直接破坏DNA 或抑制癌细胞蛋白质、核酸的合成来杀死癌细胞，如多柔比星、表柔比星等。

（5）其他

肠癌常用的化疗药物是氟尿嘧啶类（包括 5-FU、卡培他滨）、草酸铂和伊立替康等，这些药物在肠癌的化疗中发挥着巨大的作用，到现在为止仍然是肠癌的基础治疗药物。目前有一些新的药物正在研发当中，未来将会有更多高效、低毒的化疗药物被应用于肠癌的治疗。

13. 什么是新辅助化疗？哪些患者需要做新辅助化疗？

（1）什么是新辅助化疗？

新辅助化疗是在手术治疗之前进行的化疗，术前新辅助化疗的作用主要有以下几点。

①有效的术前化疗可减轻癌症伴随症状，同时也可减轻患者精神和心理上的负担。②可缩小原发癌灶及转移的淋巴结，为无手术条件的患者提供手术的可能，提高根治性手术的切除率。由于瘤体缩小可使手术范围相应缩小，有利于手术中最大限度地保留正常组织。③新辅助化疗使手术时肿瘤细胞活力降低，不易播散入血，减少手术中转移、术后并发症的发生，有利于患者术后恢复。④可及早预防远处转移的发生，提高长期生存率。研究证明，部分患者术前有微小转移灶存在，通过新辅助化疗可有效消灭微小转移灶，减少术后远处转移的可能性。⑤新辅助化疗后进行手术切除，再通过对癌肿进行病理学检查，可以知道癌细胞对药物的敏感度是高还是低，为以后的辅助治疗提供参考。

（2）哪些患者需要做新辅助化疗？

对于肠癌患者而言，如果原发癌灶或转移癌灶切除难度较高，完全切除的把握不大，则应该先进行新辅助化疗，在治疗的同时密切观察病情的变化，一旦肿瘤能够被完整切除，就应该立即进行手术治疗。

14. 什么是辅助化疗？哪些患者需要做辅助化疗？

（1）什么是辅助化疗？

在手术之后进行的化疗被称为辅助化疗，术后辅助化疗的作用主要有以下三点。

①在手术之后给予患者辅助化疗，可以杀灭或抑制手术之后可能存在的少量残存的癌细胞，减少术后复发的机会。②虽然患者手术前已经进行了充分的全身检查，但目前的检查技术手段并不能发现那些极微小的转移灶，术后进行辅助化疗可以帮助清扫这些微小的转移灶，尽可能降低复发的概率。③对于那些接受姑息性手术治疗的患者，手术并不能完全地切除原发癌灶或转移灶，所以手术后进行辅助化疗更为重要，这是控制病情进展、减轻肿瘤负荷的主要手段之一。

（2）哪些患者需要做辅助化疗？

对于肠癌而言，并不是所有的患者都需要进行辅助化疗。

Ⅲ期及以上的患者需要进行辅助化疗，这已经被大量研究所证明；Ⅰ期肠癌患者不需要进行辅助化疗，这同样也被很多研究结果证实；但Ⅱ期肠癌患者手术后是否需要进行辅助化疗，目前学术界还有争议，现在比较一致的看法是如果患者存在复发或转移的高危因素，则应该接受辅助化疗。这些高危因素包括：病理检查中淋巴结少于 12 个，癌细胞有血管、淋巴管或神经侵犯，癌细胞分化程度低（为低分化或未分化），癌肿侵犯到肠壁以外的组织，患者并发肠穿孔或肠梗阻，手术切缘有癌细胞等。

15. 辅助化疗要做多长时间？

在接受肠癌根治性手术的患者当中，那些有较高复发和转移风险的患者均需要接受辅助化疗，以降低复发和转移的概率。这时就会有患者问："辅助化疗要做多长时间？是不是越长越好？"

针对这个问题，临床工作者们进行过深入的研究。最初，肠癌的辅助化疗是要进行足足一年的时间，这个时候用的药物是氟尿嘧啶加上亚叶酸钙，后来发现 6 个月的氟尿嘧啶联合亚叶酸钙的化疗方案有同样的效果。且有研究表明，与 6 个月的辅助化疗相比，12 个月的辅助化疗并没有延长生存获益，这一结果表明，肠癌的辅助化疗时间并不是越长越好。既然通过延长治疗时间不能提高疗效，那么能否通过其他方法来提高辅助化疗的效果呢？例如增加药物的种类。经过一系列的研究，临床工作者们发现在氟尿嘧啶联合亚叶酸钙的基础上加用奥沙利铂可以显著提高辅助化疗的疗效，也就形成了目前国内外都公认的肠癌辅助化疗方案：6 个月的 FOLFOX 或 CAPOX 方案。

虽然 FOLFOX 和 CAPOX 是标准的辅助化疗方案，但是由于奥沙利铂具有外周神经毒性的不良反应，而且这个不良反应是属于剂量累积性的。也就是说，随着治疗周期的增加，这个不良反应的发生率和严重程度会显著增加，故而不少患者在化疗进行到后期的时候，因为毒性的增加而感到十分痛苦，甚至中断了治疗。针对这一现象，研究者们就在思考，能否在 6 个月的辅助化疗基础上进一步减少化疗的时间而不影响疗效？然而一项多国联合研究（入组患者超过 10 000 例，比较的是 3 个月和 6 个月的辅助化疗的疗效）的结果却未能证明 3 个月的辅助化疗能够替代 6 个月的治疗，所以目前辅助化疗的标准时间还是 6 个月。

16. 什么是转化治疗？ 哪些患者需要做转化治疗？

目前，我们知道唯一能根治肠癌的治疗方法是根治性手术，但是大部分的肠癌患者在最初诊断时已经处于晚期了，丧失了进行根治性手术的机会。随着肠癌治疗技术的发展，现在可以通过有效的全身治疗（通常是化疗联合靶向治疗）使肿瘤病灶（包括原发和转移病灶）明显缩小，使之能够被根治性切除，从而为患者争取再次治愈的机会。我们把这种不能进行根治性手术的治疗转变为可进行根治性手术的治疗，称作"转化治疗"。

有研究表明，成功进行了转化治疗的患者，他们的生存时间要明显长于其他晚期肠癌患者。那么哪些患者可以进行转化治疗呢？

现有的研究数据表明，肝转移和肺转移的肠癌患者，这些患者转化治疗成功率较高，当然其中还受到病灶分布范围、数量、位置以及对前期治疗反应的影响。临床上我们应该为每一位患者去争取可能的转化机会，将每一位患者视为潜在的可转化患者，不轻易放弃每一次机会，尽力争取可能的根治机会，使得患者的临床获益最大化。

17. 肠癌的"一线""二线""三线"化疗是什么？

肠癌患者在诊断确立之后，根据病情，如果需要进行化疗，医生会根据患者的具体情况，结合相关的检查结果，以使患者获得最佳的生存获益为目的，选择一种最为适合患者的化疗方案，这个方案就是患者的"一线"化疗方案。当患者对该方案表现出耐药性，也就是治疗无效的时候，再选择另外一种治疗方案来继续治疗，使患者能够继续获得最佳的疗效，这种治疗方案就是患者的"二线"化疗方案。类似地，"三线"化疗方案就是在"二线"化疗方案也出现耐药后进行的后续选择。

肠癌的"一线"化疗方案可以选择"氟尿嘧啶类药物＋草酸铂"或"氟尿嘧啶类药物＋伊立替康"方案。在"二线"治疗的时候，如果"一线"选择了"氟尿嘧啶类药物＋草酸铂"，"二线"则应选择"氟尿嘧啶类药物＋伊立替康"；如果开始选择的是"氟尿嘧啶类药物＋伊立替康"，则"二线"治疗时应选择"氟尿嘧啶类药物＋草酸铂"。

以往肠癌"三线"化疗方案的选择不多，但随着研究的进展，现在肠癌"三线"也有较多的药物可供选择，例如瑞戈非尼、维莫非尼、曲氟尿苷替匹嘧啶以及免疫治疗药物。另外，还可通过参加新药临床研究来获得最新的诊疗药物和方案。

18. 化疗药物的安全性和疗效是如何验证的？

肠癌的任何化疗方案都不是随意制订出来的，其间经过了大量的科学研究和验证过程，而这些过程是有严格的程序和递进步骤的。

　　一个化疗方案中所包含的每种药物必须被证明有效，或者能够增加化疗药物的敏感性。首先，这种药物要在细胞和动物身上进行试验研究，我们称之为"临床前研究"。只有在临床前研究中对肠癌有效，并且毒性作用符合标准的药物才有机会进入后续的研究。

　　这些通过临床前研究筛选出来的药物，我们还不知道它在人体上是否有效、毒副作用能否耐受（也就是安全性如何），为了进一步明确这种药物的有效性和安全性，就要进行临床研究，即人体实验。这是整个研究中最为严格、最为漫长的阶段，也决定了这种药物是否能够用于人体治疗。临床研究过程通常被分为三个阶段，一般称为Ⅰ期、Ⅱ期和Ⅲ期临床研究。这三个阶段研究的内容和方法虽不相同，但是环环相扣。Ⅰ期临床研究的病例数不多，目的是研究药物的安全性，确认人体的耐受剂量。Ⅱ期研究是在Ⅰ期的基础之上，根据耐受剂量，探索药物合适的剂量和合适的病种，这个阶段常反复进行，以期获得一个疗效相对较高而毒副作用相对较低的药物剂量或用法。Ⅲ期研究是根据Ⅱ期确定的剂量或用法，以公认的治疗标准为参照，来研究新药的疗效和安全性，只有通过了Ⅲ期研究才能证明这种药物有临床使用价值。上市之后还有Ⅳ期临床研究，主要是将该药物大规模使用，继续评价其疗效和安全性，以完善相关数据，更好地指导临床应用。

19. 肠癌化疗药物的剂量如何确定?

　　临床上经常会碰到两个患者相互交流："我和你用的药物是一样的，为什么剂量不同？"这种情况在临床上十分常见。医生在给患者制订化疗方案之后，会再计算出患者所合适的药物剂量。首先，医生会测量患者的身高、体重，根据这两个数据，由专业的计算公式，计算出患者的"体表面积"（m^2）。由于大多数化疗药物的用药剂量是以每平方米体表面积的推荐剂量作为基础计算出来的，因此需要根据每个患者的体表面积计算出具体的用药剂量。

　　举一个例子：一名男性肠癌患者，其身高为170 cm，体重为70 kg，计算出来的体表面积为1.85 m^2，拟使用mFOLFOX6方案化疗，其中5-FU静脉推注的推荐剂量是每平方米400 mg，5-FU静脉持续微泵的推荐剂量是每平方米2 400 mg，草酸铂的推荐剂量是每平方米85 mg，据此计算出来的5-FU静脉推注剂量是740 mg（400×1.85），5-FU静脉持续微泵的剂量是4 440 mg（2 400×1.85），草酸铂的剂量是157.25 mg（85×1.85）。由上述方法计算出来的剂量还要根据患者的全身体力状态，以及重要脏器的功能情况进行调整。由于国内化疗药物的推荐剂量大多是参照欧美国家的推荐剂量制定的，但东西方人种存在差异，一般而言，要将计算出来的药物剂量向下进行一些微调。

　　目前，除了根据体表面积来计算药物剂量以外，根据基因水平制定药物剂量的方法正逐渐得到重视，例如伊立替康的剂量制订需要参考 *UGT1A1* 基因的突变情况。

20. 肠癌化疗前要做哪些检查？患者需做好哪些准备？

化疗对患者脏器功能有一定损伤，所以在化疗前需要进行一些常规检查，以了解脏器功能状态，保证化疗安全进行。有些患者认为自己状态很好，没什么问题，不理解为什么每次化疗前都要重复做一些检查。化疗药物的毒性作用是具有累积效应的，越往后，出现毒副作用的概率越大，而且有些轻度的脏器功能损伤患者是感觉不出来的，如轻度的白细胞水平或中性粒细胞比例下降，或者是肝功能的轻度异常。这种情况下，如果不进行相关的检查，损伤是无法被发现的，患者带着这种隐患进行治疗，脏器功能损伤会进一步加重。等到出现症状以后再进行干预，一方面恢复较慢，另一方面耽误后续治疗。由此可见，化疗前的常规检查不可缺少，一般包括血常规、肝肾功能、电解质、心电图、上腹 B 超、胸片等。

对于患者而言，在化疗前除了配合医生进行相关的检查以外，自己也要做好相应的准备工作。首先，要和医生进行交流，了解化疗的相关常识，解除对化疗的恐惧；也可和病友进行交流，获得一些经验；还可以选择适合自己的方式，来放松紧张的情绪，如听音乐等。其次，患者化疗前要保证足够的睡眠，保持充沛的精神和体力。再次，饮食上注意菜肴的色香味搭配，以增加食欲，保证足够的蛋白质摄入，多吃水果、蔬菜和易消化的食物，少吃油炸、肥腻的食物，化疗期间多饮水，并戒烟戒酒。

21. 肠癌化疗有哪些常见不良反应？能预防和治疗吗？

化疗药物几乎都是细胞毒性药物，在杀死肿瘤细胞的同时，对人体的正常细胞也有一定的副作用，尤其是对分裂、增殖比较快的细胞如骨髓造血细胞、胃肠道黏膜上皮细胞等影响更大。在有效的肿瘤化疗中，不良反应几乎是不可避免的。这些不良反应因患者个体差异、具体化疗方案而各有不同。在医生的指导下，用药时采取一定的预防措施，可以减轻、控制，甚至避免这些不良反应，停止化疗后上述不良反应均可很快消失。为了有效控制肿瘤，这些暂时的不良反应是可以接受且不必太畏惧的。化疗常见的不良反应包括骨髓抑制、胃肠道反应、血管损伤、脏器毒性。

（1）骨髓抑制

骨髓是人体的造血器官，血液中的白细胞、红细胞、血小板等，都是由骨髓中的原始细胞分化而来的，由于血细胞消耗较快，需要骨髓不断制造新的血细胞来补充，因此骨髓的增殖状态是比较旺盛的。在肠癌的化疗中，有一些药物，如抗代谢药物和铂类药物等，对这些增殖旺盛的细胞影响较大，所以在化疗的同时骨髓往往被波及，其表现为血细胞数量下降，如果处理不及时会造成多种不良后果。例如，白细胞减少会降低人体免疫力，患者容易发生感染，如呼吸道感染（咳嗽、咳痰、胸闷、气急），消化道感染（恶心、呕吐、腹痛、腹泻），泌尿道感染（尿频、尿急、尿痛），有时还会伴有全身症状，如畏寒、寒战、发热、全身乏力等；红细胞减少会造成贫血，患者会出现乏力、活动后气促、精神倦怠；血小板减少会造成机体容易出血，患者有时会在刷牙时牙龈出血，严重时出现皮肤出血点，最致命的是颅内出血和脏器出血。为了防止骨髓抑制的不良反应，需要在化疗前筛选出可能无法耐受化疗的患者，通过控制药物的剂量来减轻骨髓抑制的程度，或者在化疗后预防性地使用骨髓刺激因子，加快血细胞再生的速度。

（2）胃肠道反应

胃肠道反应是较为明显的化疗后不良反应，主要表现为食欲下降、恶心、呕吐等。该现象发生的机制包括药物对胃肠道的直接刺激、损伤以及对大脑呕吐中枢的刺激。化疗后 24 小时内出现的恶心、呕吐，我们称之为"急性期反应"；化疗后 2～5 天出现的恶心、呕吐，我们称之为"延迟性反应"。为了预防胃肠道反应，医生会使用一些药物，包括 5- 羟色胺受体拮抗剂（即司琼类药物，如格拉司琼、昂丹司琼等）、神经激肽 -1（NK-1）受体拮抗剂（即匹坦类药物，如阿瑞匹坦）、甲氧氯普胺、糖皮质激素、吩噻嗪类等，并鼓励患者进食清淡、易消化的食物来减轻不良反应。

（3）血管损伤

某些化疗药物可刺激局部血管而引起静脉炎，若药物不慎漏于皮下可引起局部组织坏死，如依托泊苷、长春瑞滨等。如果出现静脉炎，要更换输注静脉，局部用硫酸镁湿敷。一旦出现渗漏，立即停止输注，用注射器将化疗药物从皮下抽出，局部湿敷并打封闭针，切记不可热敷。预防血管损伤最好的方法是在化疗前给患者做深静脉置管，化疗药物通过管道直接进入血液丰富的大静脉，避免了对周围静脉的损伤。

（4）脏器毒性

肠癌的化疗药物可能会对肝、心脏、皮肤和神经系统造成损伤，如氟尿嘧啶类的药物会对心脏和皮肤造成影响，引起心功能下降及皮肤色素沉着；草酸铂会对周围神经造成损伤，表现为手脚麻木、感觉异常等。

22. 患者能不能比较"舒适"地接受化疗？

在肠癌的治疗中，尤其是在晚期肠癌的治疗中，化疗仍然处于基石的地位，起着非常重要的作用，其在抑制肿瘤复发、缓解肿瘤症状、延长患者生存期方面功不可没。然而，由于化疗本身存在明显的不良反应，诸如恶心、呕吐、骨髓抑制、肝肾功能损伤、脱发等，使得化疗在老百姓眼中不是那么的"正面"，医生一提到"化疗"，就经常会被问"毒性大不大？""病人吃得消吗？"有许多患者和家属因为惧怕而拒绝化疗，使得治疗效果打了折扣。那么，有没有办法可以减轻化疗的痛苦，让患者比较舒适地接受化疗呢？答案是肯定的，在化疗开始应用到临床的那一刻起，研究者就在想方设法地降低它的不良反应，经过多年的研究，现在对于化疗不良反应的认识和处理有了长足的进步，"舒适"化疗已不再是梦想。如何才能够"舒适"地完成化疗呢？这就要采取相关的临床诊治策略了。

首先，对患者进行全面的评估，包括年龄、性别、体能、食欲、睡眠、大小便、营养状态、脏器功能、基础疾病以及遗传背景等，这些都会不同程度地影响患者对化疗的承受力，例如肾功能不佳的患者对顺铂这个药物的耐受性差，要减量使用或更换药物，又如 UGT1A1 的基因多态性影响伊立替康的代谢，导致人群中对伊立替康的不良反应有差异。另外，还需要对化疗方案进行评估，对可能产生的不良反应进行预判，例如判断出现恶心、呕吐的可能性和程度。在全面、细致评估的基础上，为每个患者量身定制化疗方案，以达到高效、低毒的目的。

其次，提前预防是减少不良反应发生的有效手段。例如，对于恶心、呕吐，我们可以使用 NK-1 受体拮抗剂（阿瑞匹坦）、第二代 5-羟色胺受体拮抗剂（帕洛诺司琼）从中枢和外周封闭相关的神经受体进行预防。对于化疗后出现明显白细胞、血小板减少的患者，可以提前使用集落细胞刺激因子、促红细胞生成素缓解骨髓抑制的程度。为了保护重要脏器，可以使用一些解毒、支持治疗，例如使用右雷佐生保护心功能、护肝药物减轻肝脏毒性。对于化疗引起的脱发，虽然目前没有好的治疗手段，但是也不必过于担心；因为化疗停止后，头发很快会长出来，而且还有可能比原来更黑、更浓密。

此外，在临床上要特别注意标本兼治和全程管控，"标"指的是不良反应的预防处理，如前面提及的止吐、解毒、保护骨髓功能等，这对于实现"舒适"化疗来说是必不可少的。除了"治标"之外，"治本"亦十分重要，"治本"指的是对患者病情的控制和机体功能的改善，通过抗肿瘤治疗降低肿瘤负荷，通过营养治疗提高患者体质，包括改善睡眠、舒缓心理负担，换言之，不单是治"病"，更重要的是治"人"，这样才能更大程度地实现"舒适"化疗。

药物作用在化疗停止后还会持续一段时间，可能会造成延迟性的不良反应，例如骨髓抑制、肝功能损伤等，所以化疗结束不意味着观察和治疗可以停止，在化疗前、中、后期都要进行动态评估和干预，也就是全程管控，只有这样才能让患者在整个化疗期间保持舒适度。

目前的医疗手段和措施虽然可以让很多患者享受"舒适"化疗，但仍然还有不尽如人意的地方，还不能让所有患者舒适地化疗，而且舒适程度也有待于进一步提高。相对而言，把化疗交给有经验的肿瘤专科医生来做，可以更有把握地让患者舒适地完成化疗，从而改善患者的生活质量。

23. 化疗后没有明显不良反应，是不是意味着疗效不佳？

有时候患者在化疗前担心化疗的不良反应，但是在化疗后没有明显不良反应时，又开始担心化疗是不是无效，在他们的概念中，化疗后不良反应越大，疗效就越好，事实真是如此吗？

在化疗过程中，有些药物随着剂量的增加，疗效也会提高，而且还有可能在一定程度上克服肿瘤细胞的耐药性。与此同时，化疗药物的剂量加大，不良反应也就增加，从这个现象来看，似乎不良反应越大，化疗效果就越好。其实，化疗效果和化疗不良反应都是药物本身的作用，只不过药物的疗效是我们所希望出现的，而不良反应是我们不希望出现的。药物所具有的各个作用之间是无明显相关性的，所以化疗效果和化疗不良反应之间并不具有明显的关联。

每个人对于化疗的耐受程度不同，出现不同程度的化疗不良反应是正常现象。此外，在常规化疗过程中医生常会使用止吐、制酸、保肝等保护性药物预防化疗不良反应的发生，此类药物带给每个人的疗效亦不相同，因此不同的人会出现不同程度的不良反应，这和化疗疗效无关。相对地，不良反应轻的患者对化疗的耐受性应该更好，从心理上也应该更容易接受后续化疗。

24. 为什么建议化疗患者做深静脉置管？

患者进行静脉输液时经常使用的是周围静脉，俗称"打静脉针"。对于一般的治疗，这种注射方式基本能够满足要求，但是对于化疗而言，就显得不太合适了。

首先，周围血管管径较小，血流速度较慢，药物在局部停留时间较长、浓度较高，许多有刺激性的化疗药物对周围血管损伤作用较大，如5-FU、草酸铂等，可引起静脉炎，长期反复化疗会导致静脉壁僵硬、容易渗漏，而且局部皮肤会出现色素沉着和沿血管走向的特征性"枯枝样改变"。其次，一旦某些刺激性强的化疗药物渗漏到皮下，如长春瑞滨、依托泊苷等，有可能引起皮肤坏死、破溃。

深静脉置管化疗不仅可以避免浅静脉用药时的频繁穿刺，防止药物外渗、静脉炎等不良反应，减轻化疗药物对局部血管的刺激；而且可长期连续用药，维持恒定的血药浓度，提高疗效并减轻患者恶心、呕吐等症状，如5-FU的持续微泵注入法。

当然，置管需要更高要求的护理和患者的配合：要防止导管脱落，不能碰水，要保持皮肤伤口处干燥、清洁，按要求换敷贴、封管、冲管。只要护理得当，置管可以在体内保留较长时间。相对传统静脉针，深静脉置管可以让患者在行动上更轻松自由，方便日常活动，对患者的生理和心理都是有益处的。

25. 常见的深静脉置管有哪几种？

一般临床上使用的深静脉置管有三种：经外周静脉穿刺中心静脉导管（PICC）、颈内静脉置管、锁骨下静脉置管。三种置管各有特点。

（1）PICC

穿刺点在外周表浅静脉，如正中静脉、贵要静脉，不会出现血气胸、大血管穿孔、空气栓塞等威胁生命的并发症，且血管的选择范围较大，穿刺成功率高，穿刺部位肢体的活动不受限制。PICC导管材料有良好的组织相容性和顺应性，导管非常柔软，不易折断，在体内可留置6～12个月，置管后的患者生活习惯受影响较小，还可减少因反复静脉穿刺给患者带来的痛苦。

（2）颈内静脉置管

常用穿刺点在颈部，一般以右侧为宜，因为右侧的肺尖及胸膜顶较左侧低，不易伤到胸膜；右侧颈内静脉较粗大，到达右心房的距离较左侧短，从右侧穿刺点到右心房的路径几乎呈一条直线，置管会比较顺利；右侧穿刺也不会损伤到胸导管。

（3）锁骨下静脉置管

穿刺点多在锁骨中部下缘，一般多选用右侧。相对于颈内静脉，锁骨下静脉置管的体表外导管可以被衣服遮挡，而不像颈内静脉置管显露在外面，较为美观。锁骨下和颈内静脉置管在体内留置的时间为2～4周，较PICC放置时间短。

26. 深静脉置管如何操作和维护？

深静脉置管主要由医生或护士进行操作和维护，患者在这个过程中应予以配合。

（1）PICC：穿刺静脉首选贵要静脉，次选肘正中静脉，最后选择头静脉。患者平卧，手臂与躯干呈90°角，确认穿刺点之后，进行消毒铺巾和局部麻醉，穿刺针穿刺静脉，导入鞘管和导丝，然后通过鞘管和导丝插入导管，导管插入后退出鞘管和导丝，最后用胶布固定。随后行胸部X线检查，以确定导管的位置。

（2）颈内静脉置管：患者平卧，或者在肩膀下面垫枕头使颈部充分暴露，头转向穿刺点对侧（一般多取右侧穿刺）。找到胸锁乳突肌的锁骨头、胸骨头和锁骨三者所形成的三角区，该区的顶部即为穿刺点。随后皮肤常规消毒铺巾，以1%利多卡因或1%普鲁卡因局部浸润麻醉，由穿刺点进针，进入颈内静脉后，引入导丝，通过导丝插入导管，导管插入后退出导丝，最后用胶布固定体外的导管。

（3）锁骨下静脉置管：患者平卧位，头转向穿刺点对侧，取锁骨中点内侧1～2cm处（或锁骨中点与内1/3之间），锁骨下缘为穿刺点，一般多选用右侧。后面的穿刺步骤和颈内静脉置管基本相同。

所有的深静脉置管都需要定期冲管和更换体外敷料，以防止导管阻塞和感染的发生。颈内静脉置管和锁骨下静脉置管要在患者出院的时候拔出。PICC 放置时间较长，在家中也要注意维护，置管侧上肢禁止举重物或甩膀，提重物不得超过 10 kg，禁止游泳、打球等活动较剧烈的运动，每周一次冲管和更换局部敷料。导管的规范维护是降低导管并发症、保证导管使用时间的重要手段。

27. 何谓"输液港"，有何意义？

"静脉输液港"是一种较新的输液管路技术，简称"输液港"，是一种全植入的、埋植于人体内的闭合输液系统。

该系统包括一条中央静脉导管，导管末端连接一种称为穿刺座的装置。利用小手术方法将导管经皮下穿刺置于人体大静脉中（如锁骨下静脉、上腔静脉），并将部分导管埋藏在皮下组织，同时把另一端的穿刺座留置在胸壁皮下组织中并缝合固定，手术后皮肤外观只能看到一个小的缝合伤口，愈合拆线后患者体表可触摸到一凸出圆球。

治疗时从此定位下针，将针经皮肤穿刺垂直进入到穿刺座的储液槽，既可以方便地注射药物，也可以长时间连续输液和采血，而且适用于高浓度的化疗药物、完全胃肠外营养、血液制品的输注。输液港植入后患者的日常生活基本不受限制，并且使用时间比深静脉置管明显延长，避免了血管穿刺。

输液港是封闭的系统，不但美观而且感染的概率明显降低，可有效提高患者的生活质量，但输液港价格昂贵，对操作者有一定的技术要求，需要有一定经验的医生来开展。

28. 化疗一般要做几个疗程？为何每个疗程要间隔 2 ~ 4 周？

肠癌化疗的疗程要根据治疗的目的来制订。一般而言，术前新辅助化疗每进行 2 个疗程就要进行疗效评估，一旦患者能够手术就要转到外科进行治疗，而不是继续化疗。至于辅助化疗，肠癌患者要进行 6 个月，根据使用药物和方案的不同，疗程也不同，如使用 mFOLFOX6 方案，要进行 12 个周期的化疗；如果是 CAPOX 方案，则进行 8 个周期。晚期肠癌化疗没有固定的疗程，要根据治疗的效果和不良反应进行相应调整；但如果经过一段时间的治疗后，肠癌病情好转或稳定，可以暂停化疗或进行维持治疗。

多疗程化疗可以增强化疗的效果。根据肿瘤动力学原理，一个疗程的化疗不可能消灭所有肿瘤细胞，尚有对化疗不敏感的非增殖期肿瘤细胞残存，因此间隔一段时间后，待非增殖期肿瘤细胞进入增殖期、对化疗较敏感时还要再予化疗。同时，通过必要的化疗间歇，让正常组织得以修复和恢复，保证后续的治疗可以顺利进行。化疗的间隔时间不是随便确定的：时间过短，会增加不良反应，给身体造成严重损害；而时间过长，则使癌细胞有了"喘息"的机会，不仅影响了前期化疗的效果，而且增加了后续化疗的难度。经过大量的研究，目前认为化疗的间隔时间一般在 2 ～ 4 周，具体时间取决于化疗方案和患者的身体情况。

29. 老年肠癌患者可以进行化疗吗？

老年人（60 岁以上人群）是肠癌的高发人群，由于老年人的身体状况和器官功能都有所减退，因此在临床上我们经常遇到患者和家属提到老年人能否进行化疗的问题。

首先，年龄并不是化疗的限制因素，经过数十年的发展，目前化疗药物的毒性已大大降低，而且各种支持治疗的进展，使得现代化疗有更高的耐受性。现在很多化疗的不良反应可以得到很好的预防和治疗，例如恶心、呕吐、骨髓抑制等。因此，老年人是可以进行化疗的。

其次，经过多年的临床研究，有充分的数据说明老年肠癌患者接受化疗可以获得益处，而且不良反应处于可控范围。当然，对于老年患者而言，要充分考虑患者体力状态、器官功能状态和疾病分期的影响，对化疗方案进行必要的调整。例如老年肠癌患者的术后辅助化疗一般选择单药，因为目前的临床研究发现对于老年患者联合化疗并不能显著提高疗效；还有老年患者的药物剂量往往要向下调整，以减少不良反应的发生。

30. 化疗期间为什么要定期进行疗效评估？

肠癌化疗通常要进行多个疗程，一般来说，每 2 个疗程或每 6 ～ 8 周需要进行一次疗效评估，以了解化疗药物前期的疗效，如果疗效较好，就可以继续使用该药物。之后仍然需要再进行定期的疗效评估，因为一个化疗方案在初期有效并不能代表之后也一直有效，越到后面，癌细胞对出现耐药的可能性越大。如果疗效评估后证实前期疗效不佳，就要及时更换药物，所以定期的疗效评估对于化疗患者是十分重要的。

除了对化疗的效果要定期进行评估以外，对患者的身体状态也要同时进行评估。

因为化疗药物具有一定毒性作用，而且随着化疗疗程的增加，毒性作用会随着时间积累，不良反应的发生率和严重程度也随之升高与加深，这时候化疗更容易产生危害。了解患者身体状态是否适合接受进一步化疗，是否需要减少药物的用量，或者是否要更换化疗药物和方案，这都是需要在全面评估疗效和身体状态的基础上才能做出的判断。通常，这些评估的内容包括体格检查、血液检验、X线检查、心电图、CT或MRI等。医生还会询问患者有关病情变化的情况和治疗过程中所出现的情况。

为了保证治疗过程和疗效评估的完整性以及连续性，建议由同一名临床医生或同一个临床团队完整地辅助肠癌患者的随访观察工作，以制订最佳的治疗方案。

31. 怎样评估肠癌化疗的疗效？

若要对肠癌化疗进行完整、细致的疗效评估，一般在治疗之前就应该开始。在化疗之前，完成相关的检查，例如胸部、上腹部和下腹部的CT或MRI检查，这可为以后的观察和随访留下一个基线标准，或者说是一个参照。特别是经过手术的患者，因其局部的解剖结构发生了改变，更应该留下一个基线参照标准，方便日后观察和对比。

另外，还要检查相关的肿瘤标志物，如癌胚抗原，协助监控病情。一般不建议使用B超或X线胸片来观察病灶大小的变化，主要是因为这两种检查分辨率相对较低，而且B超结果受操作者人为因素影响较大。

32. 血清肿瘤标志物升高一定是治疗无效吗？

在肠癌化疗后的疗效评价中，因为CT或MRI的判读需要由拥有专业知识的医生进行，一般的患者对于血清肿瘤标志物这一较为简单易懂的指标就更为关注，比较仔细的患者还会将血清肿瘤标志物浓度绘成图表，来记录指标的变化。如果患者得知化疗后肿瘤标志物下降后会较为开心，如果发现指标升高了，就会立刻咨询医生，问是不是化疗无效、疾病进展了。

肿瘤化疗疗效的主要评价指标为肿瘤大小，血清肿瘤标志物作为一个参考指标，两组数据的变化有时是不同步的。对于有些患者来说，肿瘤增大、疾病进展的同时血清肿瘤标志物的确是升高的；但对于另一些患者，肿瘤大小发生变化，而血清肿瘤标志物却基本无变化；还有一些患者化疗后，因为肿瘤细胞坏死、崩解，血清肿瘤标志物反而会升高，但实际上患者的化疗是有效的。另外，还有一些其他情况也会影响血清肿瘤标志物的检测结果，例如发热、感染、其他药物因素等，都会造成指标的升高。判断化疗的效果，不应该只看血清肿瘤标志物，要以CT或MRI为主。如果出现偶然的指标升高，不必恐慌，可以先了解一下有无其他原因，然后进行随访和观察。如果不是癌症进展，血清肿瘤标志物一般不会持续升高，应该会缓慢下降。

33. 什么是肠癌的靶向治疗？

肠癌的靶向治疗，是针对肠癌细胞或附属组织的靶向打击。相较于传统的化疗，靶向治疗针对的是癌症比较特殊的"靶点"。举个例子，化疗相当于"地毯式轰炸"，而靶向治疗相当于"精确制导"的导弹，可以在锁定靶标后进行精确打击。

靶向治疗的前提是要找到靶点，目前肠癌靶向治疗的靶点是"表皮生长因子（EGFR）"和"血管内皮生长因子（VEGF）"，针对这两个靶点的药物分别是"西妥昔单抗"和"贝伐珠单抗"。它们的作用机制是干扰癌细胞的信号传导系统、抑制肿瘤的营养血管或直接攻击肿瘤细胞，起到杀伤癌细胞的作用。

靶向治疗药物的设计理念是在杀死癌细胞的同时，不伤及正常细胞，但在实际情况下，"靶点"的特异性是相对的，也就是说不仅仅癌细胞带有"靶点"，正常的细胞也会带有"靶点"，而且有些癌细胞也可能没有"靶点"，所以靶向治疗的精确性并不是100%，可能一些癌细胞会逃脱打击，也可能会误伤一些正常细胞。

现在有更多的靶向治疗药物正在研究当中，在不久的将来，会有更多"精确性"更好的靶向药物应用于临床治疗。

34. 哪些人群适合接受靶向治疗？

根据前面的内容，我们知道，靶向治疗适合那些带有"靶点"的肠癌患者。不过这些靶点的寻找工作不是一蹴而就的，这中间经历了大量的研究。举个例子，西妥昔单抗针对的是癌细胞表皮生长因子，因此理论上认为表皮生长因子是它的"靶点"，但是在临床使用过程中发现事实并非如此，对于很多高表达表皮生长因子的肠癌治疗并未产生疗效。随后的研究发现，这与一个叫做"*KRAS-2*"的基因有关，*KRAS-2* 基因如果发生了突变，则西妥昔单抗对患者无效，只有野生型的 *KRAS-2* 基因才是西妥昔单抗的"靶点"。

然而研究并未就此停步，因为在携带野生型 *KRAS-2* 基因的患者中，也有一部分对西妥昔单抗治疗"不敏感"，研究者们通过努力发现，不单是 *KRAS-2* 基因发生突变会导致西妥昔单抗无效，如果 *KRAS-3*、*KRAS-4* 和 *NRSA-2*、*NRSA-3*、*NRSA-4* 基因突变，西妥昔单抗一样无效。现在提出了"全 *RAS* 检测"概念，只有 *RAS* 基因都是野生型（包括 *KRAS-2*、*KRAS-3*、*KRAS-4* 和 *NRSA-2*、*NRSA-3*、*NRSA-4*）的患者才能使用西妥昔单抗，*RAS* 基因中有一个发生了突变，这个药物就完全无效。也就是说，只有野生型 *RAS* 基因才是西妥昔单抗的"靶点"。

肠癌治疗的另一个"靶点"是血管内皮生长因子。理论上说，癌组织的形成都伴随血管内皮生长因子分泌的增多，这种物质可以刺激血管生成，给生长旺盛的癌细胞提供更多的营养。针对血管内皮生长因子的靶向治疗可以通过抑制血管内皮生长因子的作用，进而抑制血管生长，达到"饿死"癌细胞的目的。针对血管内皮生长因子的靶向治疗适合各种类型的肠癌，但根据目前的研究结果，野生型 RAS 基因型的患者该类治疗的有效率高于 *RAS* 突变型。

35. 术后辅助治疗能用靶向药物吗？

靶向治疗药物的问世对于肠癌患者来说是一个巨大的福音，在化疗的基础上联合靶向治疗可以显著提高治疗的效果，延长患者的生存时间。这些结果都是在晚期肠癌中所取得的，那么在相对早期的肠癌患者中，特别是Ⅰ～Ⅲ期的肠癌患者在手术切除肿瘤之后，是否也可以使用靶向治疗呢？对于这个问题，临床上也做过多项大型的研究来探讨，人们非常期望靶向药物能在肠癌的辅助治疗中带来同样的惊喜，但是事实却给了我们当头一棒，无论是加上了贝伐珠单抗的 AVANT、NSABP-C08 研究，还是与西妥昔单抗联合的 N0147、PETACC-8 研究，都没有获得阳性的结果。这也就意味着，整体上靶向药物应用在辅助治疗中并未提高肠癌的治疗效果，因此，目前肠癌的辅助治疗方案中是不包括靶向治疗的。

那么，在肠癌的辅助治疗中靶向治疗是不是绝对没有机会呢？随着研究的深入分析，我们发现，虽然整体上靶向药物在辅助治疗中帮助不大，但是在其中一些比较特殊的患者人群当中，还是能够看到靶向药物的闪光点的，例如在 PETACC-8 研究中，对于肿瘤分期是 T_4N_2 的这群患者，加用西妥昔单抗后，3 年的无病生存期是 56.9%，而不加用西妥昔单抗的患者则是 40.8%。同样还是在 PETACC-8 研究中，*RAS* 和 *BRAF* 基因野生型的患者能够在西妥昔单抗治疗中获得一定的生存获益，所以，靶向药物对于辅助治疗的作用仍需要进一步的研究，主要是选择合适的患者人群，这需要结合患者的临床特征、病理学特点以及肿瘤的分子分型等因素，这也是现代肿瘤精准治疗的要求。

36. 如何为肠癌患者精准地选择靶向药物？

靶向药物在肠癌的治疗中占据了非常重要的地位，目前临床上使用的肠癌靶向药物大体上分两类：抗 VEGF 和抗 EGFR，如何更精准地选择相应的药物、提高治疗效果是摆在每个肿瘤科医生面前的问题。

要精准地选择靶向药物，首先要了解肠癌患者的分子分型，这主要通过基因检测得出，在肠癌患者当中必须检测的基因有 *RAS* 和 *BRAF*，因为如果 *RAS* 或 *BRAF* 基因存在突变，抗 EGFR 单抗治疗就没有效果。抗 EGFR 的靶向药物使用前要进行基因检测，那么使用抗 VEGF 的靶向药物前是否也要进行基因检测呢？临床上无论 *RAS* 和 *BRAF* 是否突变，抗 VEGF 的靶向药物都可以使用，这时候就有人会问，基因检测挺费事的，而且花费不低，那么直接使用不需要基因检测的靶向药物可以吗？这样做真的合适吗？有研究表明，在 *RAS* 野生型的患者中，抗 EGFR 治疗的客观有效率高于抗 VEGF，这对于那些肿瘤负荷大或是进行转化治疗的患者来说就比较有意义了，因为更高的客观缓解率可以为他们争取更长的疾病控制时间和更多的手术机会。可见，选择靶向药物之前，基因检测是很有必要的。

是不是只要进行了基因检测就能够选择靶向药物了呢？这还不够，还要结合肿瘤所在的部位，其实这个内容在前面也有提及，在 *RAS* 和 *BRAF* 野生型（也就是没有基因突变）的左半肠癌中，抗 EGFR 的疗效要好于抗 VEGF，而同样是 *RAS* 和 *BRAF* 野生型的右半肠癌中抗 VEGF 的疗效要好于抗 EGFR。

目前，基于肿瘤基因分子分型联合临床特征来选择靶向药物，最高可以取得70%的治疗有效率，这相较于以前盲目用药有了很大的提升。

37. 靶向治疗也会出现不良反应吗？

靶向治疗以其精准、高效的特点显著提高了肠癌的治疗效果，令肠癌的治疗向前迈进了一大步，患者和医生对这种治疗手段都青睐有加。靶向治疗药物也会导致不良反应，在临床使用的时候要加以注意。

（1）皮肤毒性

皮肤是靶向治疗毒性作用最常见的靶点，西妥昔单抗常引起皮肤改变，主要是痤疮、毛囊炎、甲沟炎和脱发等。如果皮肤毒性轻微时，不需特殊处理，但一些特别严重的会引起疼痛、感染等并发症，会降低生活质量。皮肤改变对患者影响很大，虽不危及生命，但可能因外貌改变导致患者精神和情绪变化。

（2）心血管毒性

贝伐珠单抗可能会诱发高血压；心脏毒性包括左心功能减退等。

（3）其他

肠癌的靶向治疗药物还可以引起其他一些少见的不良反应，如发热、过敏、蛋白尿、伤口愈合延迟、肠瘘、血栓、出血等。

总体来说，虽然靶向治疗的不良反应发生率和严重程度不高，但是也不能掉以轻心，对于一些可能导致严重后果的不良反应要加以重视和观察，必要时给予预防性治疗。

38. 靶向治疗可以和化疗联合使用吗?

靶向治疗药物在开始的临床研究阶段是单独使用的,目的是排除其他药物对疗效和安全性观察的影响。在后来的临床实际应用过程中,肠癌的靶向治疗多是和化疗联合使用的。

靶向治疗药物和化疗药物的联合使用具有协同效应,可以达到"1+1 > 2"的效果。有很多的临床研究证明,靶向治疗药物和化疗药物的联合使用显著地提高了肠癌的治疗效果,明显延长了肠癌患者的生存期。

多年前,晚期肠癌化疗患者中位生存期不足 12 个月,经过近些年的发展,特别是随着靶向药物的出现,目前晚期肠癌患者经过化疗和靶向药物联合治疗后,中位生存期可以有 25 ~ 30 个月,而且还有进一步突破的可能。

化疗和靶向治疗的联合,能够明显控制和缩小肿瘤病灶的体积,使手术困难的患者在经过治疗后能够再次手术。靶向药物的加入,令术前新辅助化疗取得了更好的疗效,使更多的肠癌患者获得手术机会。

不是所有的肠癌患者都能够使用靶向药物。虽然靶向药物和化疗的结合在新辅助化疗肠癌、晚期肠癌患者中取得了令人兴奋的效果,但是两者的结合在肠癌的辅助治疗中却以失败而告终,无论是西妥昔单抗,还是贝伐珠单抗,均铩羽而归;因此目前在肠癌的辅助化疗中,靶向治疗药物还有待进一步研究。

39. 靶向治疗需要进行多长时间?

靶向治疗是不是进行几个周期以后就可以停药观察了呢? 这个问题也是患者和家属关心的。要回答这个问题,就要从靶向治疗与化疗的区别讲起。

首先,大部分化疗药物的作用机制是破坏癌细胞结构或代谢过程,通过在短时间内给予较大剂量的药物而对肠癌细胞产生较大的"杀灭"作用,这个过程如同急风暴雨一般;而肠癌的靶向治疗药物是针对"靶点"进行长时间的"压制",进而对癌细胞生长、增殖以及营养摄取产生抑制,促使癌细胞死亡。靶向治疗药物要求在体内保持有效的药物浓度以便持续性地压制"靶点",故而要持续给药。

其次,相对于化疗而言,靶向治疗的不良反应较轻,即使长期用药,也很少会产生严重的不良反应,所以靶向治疗药物具备长期给药的条件。理论上说,只要定期复查的结果提示该靶向治疗仍然对肠癌有效,且不良反应可以耐受,那么这种靶向治疗就可以一直进行下去,这也是目前国内外临床指南的推荐方案。在化疗药物停止使用后,靶向治疗还可以继续进行下去,以维持治疗的效果。

肠癌的靶向治疗在操作上比较简单，一般每 2 ~ 3 周静脉滴注一次，一次大概需要 1 ~ 2 小时，在门诊也能够进行，是比较方便的。

40. 靶向治疗在病情进展后就应该立即停药吗?

对于传统化疗而言，如果病情评估为进展，医生就会建议更换化疗药物和治疗方案，因为此时的癌细胞已经对原来的药物和方案产生了耐药性。那么，这种做法在靶向治疗中是否也行得通呢?

通过对靶向治疗药物作用机制的了解，不难发现，靶向治疗对癌细胞的作用和化疗不同，靶向治疗更注重时间效应，需要对癌细胞"靶点"进行长时间的抑制。在靶向治疗过程中癌症的进展，很多时候是在靶向治疗药物抑制下的进展，速度比较缓慢，靶向治疗药物仍然在起作用。临床研究发现，如果在这个时候停止靶向治疗，那么就是去除了缠绕在癌细胞身上的"锁链"，癌症会出现迅速或暴发性进展，所以对于这样的患者是不能够停止靶向治疗的。

对于病情进展的患者，可以在维持靶向治疗的同时，调整化疗药物和治疗方案，或者采用一些局部治疗手段，例如放疗、消融治疗，把其中一些"顽固分子"消灭掉，使患者能够在目前的靶向治疗中获得更长的疾病控制时间，而不需要立即更换靶向治疗药物，让后期治疗更有把握。

41. 什么是免疫治疗? 有哪几类?

恶性肿瘤的发生和发展与人体免疫功能不全，如免疫缺陷、免疫逃逸等有关，免疫系统无法识别和清除肿瘤细胞，最终导致肿瘤细胞在体内存活并生长。肿瘤免疫治疗就是通过各种方法解除免疫抑制状态，重新恢复机体正常的抗肿瘤免疫反应，进而控制和杀灭肿瘤细胞。免疫治疗在肿瘤中的应用已有很多年了，如白细胞介素、干扰素治疗肾癌和恶性黑色素瘤，树突状细胞治疗实体瘤等，但由于临床疗效不确定，免疫治疗一直不在抗肿瘤治疗的"主力军"之列。近年来，随着基础和临床研究的突破，免疫治疗在多种肿瘤治疗中大放异彩。肿瘤免疫治疗方法的种类较多，根据免疫效应抗体或细胞是否为机体自身所产生的，将免疫治疗分为主动免疫和被动免疫。

主动免疫治疗包括肿瘤疫苗和免疫检查点治疗。其中疗效最显著，也最受关注的就是免疫检查点治疗，免疫检查点是癌症细胞发出的免疫抑制信号抑制免疫细胞功能的关键位点，例如 CTLA–4、PD–1 和 PD–L1 等，阻断这些位点就能够恢复免疫系统的抗肿瘤活性，现在有不少的相关药物被研发出来，在晚期恶性黑色素瘤、非小细胞肺癌、泌尿道肿瘤、肝胆肿瘤等多种恶性肿瘤中展示出强大的抗肿瘤活性。

被动免疫包括相关抗体、细胞因子和杀伤性细胞。研究最为热门的是 CAR-T 细胞治疗，是从患者血液中提取 T 细胞，将其进行修饰，使其表达一种称为嵌合抗原受体（CAR）的蛋白，扩增之后回输到患者体内。CAR-T 细胞治疗在白血病和淋巴瘤中取得了十分卓越的疗效，已经在临床上开始应用，但是它在实体瘤中的效果还不尽如人意，相关的研究和攻关还在进行中。

42. 抗 PD-1 和抗 PD-L1 免疫治疗适合哪些患者？

前面提到过，抗 PD-1 和抗 PD-L1 免疫治疗在多种晚期实体瘤中取得了明显的疗效，其中包括恶性黑色素瘤、非小细胞肺癌等。那么抗 PD-1 和抗 PD-L1 免疫治疗能用于肠癌的治疗吗？

最初肠癌的免疫治疗效果并不理想，例如 KEYNOTE-028 和 MDX-1106 研究中各只有一例患者有效，其他的患者都无效。这些研究使得抗 PD-1 和抗 PD-L1 免疫治疗在肠癌中的应用前景比较暗淡，因此，肠癌一度被认为是免疫治疗不敏感的肿瘤。然而，国内外学者并没有彻底放弃相关研究，一直在寻找可能从免疫治疗中获益的蛛丝马迹。

进一步的研究分析发现，免疫治疗在肠癌中的有效率很低，但是有效病例的疗效十分惊人，再进一步研究发现，有效的病例具有特征性的分子表现，那就是这些肠癌存在错配修复缺陷（dMMR）或微卫星高度不稳定性（MSI-H），而 dMMR/MSI-H 的患者在晚期肠癌中的比例不足 5%，这一比例与晚期肠癌患者从免疫治疗中获益的比例相近。因此，研究者们就推测是否只有 dMMR/MSI-H 的患者才会对免疫治疗有高反应性或高疗效。

随后的研究证实在 dMMR/MSI-H 晚期肠癌患者中，虽然患者已接受了多线治疗，但对抗 PD-1 抗体的有效率达到了惊人的 62%，基本控制率达到 92%，而非 dMMR/MSI-H 的肠癌患者对抗 PD-1 抗体无效，这是一个具有里程碑意义的发现，研究结果当年就发表在全球著名的学术期刊《新英格兰医学杂志》上。相似的结果在其他晚期实体瘤中也同样能看到，因此，美国食品药品监督管理局（FDA）在 2017 年 5 月批准了历史上第一个基于肿瘤基因表型特征而非肿瘤类型的抗癌药物（一种抗 PD-1 抗体），用于治疗 dMMR/MSI-H 晚期恶性肿瘤。

虽然 dMMR/MSI-H 的晚期肠癌患者使用抗 PD-1 抗体有很高的疗效，但是这部分患者在晚期肠癌患者中所占比例很低（< 5%）。这就意味着，绝大多数的非 dMMR/MSI-H 晚期肠癌患者无法从抗 PD-1 抗体中获益，这些患者是不是就不能进行免疫治疗呢？现在针对这一类人群的免疫治疗研究也在如火如荼地进行着，例如 MEK 抑制剂可以增加肿瘤中活跃的免疫细胞数量（如 CD8+ 细胞），将其和抗 PD-L1 抗体联合

使用，可以在部分患者中取得疗效。随着研究的深入，将会有更多的肠癌患者从免疫治疗中获益。

43. 细胞免疫治疗对肠癌有效吗？

细胞免疫治疗属于被动免疫治疗的范畴，是将免疫细胞在体外进行培养、分化和修饰后，再输入人体当中，发挥抗肿瘤效应。

细胞免疫疗法用于肿瘤的治疗已有较长的时间，国内外学者为此研制了多种类型的细胞制剂，从较早期的淋巴因子激活的杀伤细胞（LAK 细胞）、细胞毒性 T 淋巴细胞（CTL 细胞）、肿瘤浸润淋巴细胞（TIL 细胞）、细胞因子诱导的杀伤细胞（CIK 细胞）、树突状细胞 - 细胞因子诱导的杀伤细胞（DCCIK）、自然杀伤细胞（NK 细胞）等，到现在的嵌合抗原受体 T 细胞（CAR–T 细胞）均有相关的细胞制剂。然而除了 CAR–T 细胞在血液系统恶性肿瘤中获得了十分确切的疗效之外，CAR–T 针对实体肿瘤中的治疗作用以及其他细胞制剂的疗效，均像雾里看花一般，并没有明确的效果。对于肠癌而言也是如此，其中的原因有很多，诸如作用机制不清楚、不良反应的限制和患者选择不合理等。因此，细胞免疫治疗还不能在临床上大规模地推广使用，必须通过基础研究和临床试验来进一步优化它的结构，明确其作用机制，选择合适的患者人群，为将来细胞免疫治疗在临床中的使用打下扎实的基础。

44. 免疫治疗有哪些不良反应？

免疫治疗近年来有了长足的进步，特别是抗 CTLA–4、抗 PD–1 和抗 PD–L1 的免疫检查点治疗，使得许多原本无药可医的晚期肿瘤患者获得了新生。我们在看到其疗效的同时，也不要忘了"是药三分毒"，这类的免疫治疗也有相关的不良反应，严重的时候甚至会致命。从理论上来讲，任何器官和组织都有可能受到免疫损伤，但最常发生免疫相关不良反应的脏器是皮肤、内分泌器官、肝脏和肺，其他组织和器官虽然少见，但有可能相对更严重，比如神经系统病变和心肌炎。那么免疫检查点治疗有哪些常见的不良反应呢？

皮肤不良事件是应用免疫检查点抑制剂最常见的不良反应，发生率为 34% ~ 45%，且经常在治疗早期出现（治疗开始后的几周）。最常引起皮疹、瘙痒和白癜风。

内分泌器官中常见受累的是甲状腺，免疫治疗后出现甲状腺功能障碍的比例为 5% ~ 20%。因此，进行相关治疗的患者每次用药前或者至少每个月需要检查一次甲状腺功能。

免疫相关性肝炎的发生率在接受免疫检查点单药治疗的患者中是 5% ~ 10%，

如果是联合用药，发生率会提高为 25% ~ 30%。所以患者在每个治疗周期前，都需要检测血清转氨酶和胆红素水平。如果出现肝炎，还要排除其他原因，如病毒性肝炎、其他药物（包括酒精）和感染因素。

免疫相关性肺炎的诊断首先要排除肿瘤和感染引起的肺炎，在抗 PD-1/PD-L1 单药治疗的患者中，肺炎发生率为 4% ~ 5%。发病时间从 9 天到 19 个月不等，中位发病时间为 2.8 个月。免疫性肺炎的影像学特点缺乏特异性，主要特征包括毛玻璃样变、机化性肺炎、间质性肺炎及过敏性肺炎等。

其他脏器的不良反应相对较少，但同样需要给予重视，这些不良反应包括：①消化系统毒性。最常见的症状为腹泻，随后是恶心、呕吐和腹痛。②神经系统毒性。表现为一系列神经系统事件，如多神经病、面神经麻痹、脱髓鞘、肌无力、吉兰 - 巴雷综合征、可逆性白质脑病、横贯性脊髓炎、肠神经病、脑炎和无菌性脑膜炎。③心脏毒性。表现形式多样，包括心肌炎、心包炎、心律失常、心肌病和心室功能损害等。④风湿免疫毒性。多表现为轻度或中度的肌痛及关节痛，也有患者表现为脉管炎、多肌炎和颞动脉炎。⑤肾毒性。表现为肾炎和肾功能不全。⑥眼毒性。眼部不良事件较少见，包括眼球炎症、眼眶炎症和视网膜及脉络膜疾病。⑦血液系统毒性。报道过的不良事件包括再生障碍性贫血、自身免疫性溶血性贫血、自身免疫性血小板减少性紫癜。⑧同种异体移植物排斥反应。抗 PD-1 治疗后有发生急性同种异体移植物排斥反应的风险，但目前观察的病例数非常少，需进一步研究。

45. 如何评价免疫治疗的效果？

免疫治疗的抗肿瘤作用机制和一般的化疗、靶向治疗不同，免疫治疗起效时间比较慢，一般需要 2 ~ 3 个月，在有些患者中可能需要更长的时间才能看到疗效，而且在免疫治疗中能看到更多的不同于常规的缓解模式，如假进展、混合缓解等。目前的疗效评价体系是依据化疗的特点来制定的，一般 6 ~ 8 周进行一次评价，如果发现肿瘤病灶增大到一定程度或者有新的病灶出现时，会认定患者病情进展，之前的化疗方案无效，需要更换治疗药物。这套评价标准如果用来评价免疫治疗的话，有可能会对一部分患者产生误判，比如假进展，这些患者在使用免疫治疗后病灶会短暂性地增大，或出现新的病灶，影像学检查看上去就像肿瘤进展了一样，其原因可能与免疫细胞在肿瘤部位聚集有关，但之后随着肿瘤的缩小，影像学上才能看到病灶得到控制，如果按照常规的评价标准，在最初的时候患者就有可能被认定为病情进展而停止治疗，丧失了一个有效的治疗手段。相关专家们就在思考如何制定一个适合免疫治疗的疗效评价标准，经过相关研究，在原有肿瘤评价的标准上进行了调整，初步形成了 2 个标准，即 irRC 标准和 iRECIST 标准。与传统的标准相比，新标准最大的变化是如果出现新病灶不立即视为进展，而是和其他病灶一起统一测量、对比和评估，如果考虑病情可能进展，必须隔一段时间后进行再次复查以确认是否为真正的进展。对于免疫治疗我们要有足够的耐心，它的效果或许不够酣畅淋漓，但一旦有效，就足够醇厚绵长。

46. 什么是肠癌的维持治疗？

维持治疗是在完成了标准的化疗之后，使用原方案中的一种药物或换另一种药物定期治疗的方法，这种治疗方法可能比停止治疗更有优势。维持治疗在肺癌中研究较多，以非小细胞肺癌为例，大量的研究结果表明，与完成 4 ~ 6 个疗程的化疗后即停药观察相比，继续定期用药维持治疗能使患者获得更多的生存益处，维持治疗的用药方法包括"同药维持"和"换药维持"。

在肠癌中，维持治疗的作用越来越得到重视。维持治疗开始时多用于草酸铂无法长期耐受的患者。草酸铂作为肠癌化疗药物中的一个重要成员，其神经毒性是剂量累积的，在使用一定疗程后患者可能由于无法耐受神经毒性需要暂停化疗或减量，因此临床上可能会出现中断化疗的情况。这有可能会影响患者的疗效及生存期。这个时候维持治疗就有用武之地了，有研究显示，如果在标准化疗后使用氟尿嘧啶进行维持治疗，相比于停药观察的患者，进行维持治疗的患者可有生存上的获益。目前，维持治疗已得到学界的公认。

其他药物的维持治疗效果也在研究当中，包括西妥昔单抗和贝伐珠单抗在内的维持治疗研究也得到了初步的结果：有益于肠癌患者进行维持治疗，贝伐珠单抗的维持地位得到了肯定，西妥昔单抗还需要更进一步的研究，来更为明确地判定它对肠癌的治疗价值。

综上分析，在晚期肠癌的化疗中，目前是不建议完全停止化疗的。如果患者因为不良反应无法耐受，可考虑使用氟尿嘧啶单药维持治疗，或者考虑使用靶向药物进行维持治疗，具体采用何种方法要结合患者的病情及身体状况，而且在此之前患者必须接受足够的化疗。

47. 什么是肠癌的放疗？包括哪些种类？

放疗的全称是放射治疗，是指利用放射线（如放射性同位素产生的 α、β、γ 射线和各类 X 线治疗机或加速器产生的 X 线、电子线、中子束、质子束及其他粒子束等）治疗癌症的一种方法。

放射疗法治疗癌症已有 100 年左右的历史，经过多年的发展，它已和手术、化疗并称为传统癌症治疗手段中的"三驾马车"，是癌症治疗中重要的手段之一。国内外统计数据表明，有 50% ~ 70% 的癌症患者需要不同程度（单纯放疗或手术、药物配合治疗）地接受放疗。放疗对临床各期肿瘤都具有应用价值。早期肿瘤可达到根治效果；中期肿瘤经过放疗有望取得局部控制，从而提高生存率；晚期肿瘤放疗可以减轻症状，提高生存质量。

（1）根据放疗形式分类

体外放射：体外放射就是仪器位于人体外，直接把高能量射线照在肿瘤部位。大多数患者在医院接受的都是体外放射。

体内放射：体内放射是将放射源植入肿瘤内或靠近肿瘤，例如将放射性粒子通过特殊的管道放入癌灶中，或在手术切除肿瘤后，把放射源放在切口处，用来杀死残存的癌细胞。另外一种体内放疗是将放射性同位素静脉注入人体内进行治疗，主要用于治疗癌症骨转移病灶。

（2）根据放疗目的分类

根治性放疗：当肿瘤较局限，只有邻近组织侵犯或淋巴转移，且肿瘤对射线又较敏感时，放疗可作为根治性治疗手段，如鼻咽癌等头颈部肿瘤、肺癌、食管癌、淋巴系统恶性肿瘤、前列腺癌、子宫颈癌等。早期乳腺癌可采用癌肿局部手术切除配合根治性放疗，既可保留了乳房外观和功能，又可获得与根治术相同的疗效。

姑息性放疗：晚期肿瘤患者或各种原因无法接受手术，可通过放疗减轻症状，解除痛苦，延长生命。放疗尤其对脑转移瘤、骨转移瘤有明显的治疗效果。

术前放疗：术前放疗可提高肿瘤的切除率，减少术中肿瘤种植机会及降低术后复发率，作用类似于术前新辅助化疗，适用于食管癌、喉癌、上颌窦癌、软组织肉瘤、直肠癌等。

术中放疗：是在手术中直接对准切除的瘤床进行一次大剂量的放疗，目的是降低术后复发率，对可能切除不彻底的区域给予大剂量的杀伤。

术后放疗：对于肿瘤切除术后有残留、有淋巴结转移或有亚临床病灶存在可能的患者予以术后放疗，可提高肿瘤局部控制率。术后放疗的作用类似于术后辅助化疗。

48. 哪些肠癌患者需要接受放疗？

患者是否要接受放疗，要根据癌肿的部位、病情的需要并结合患者的身体和脏器功能来决定。

对于癌肿位于结肠部位的患者来说，结肠活动度较大，放疗定位较为困难，且结肠壁对放射线的耐受程度较低，放疗后容易出现较严重的不良反应；所以，结肠癌的患者较少进行放疗。在一些特殊情况下，如手术切除的边缘十分靠近癌肿或切缘有癌细胞残留，放疗可以作为补充治疗手段，降低局部的复发率；当癌肿较大，切除较困难时，可以和化疗同时使用，缩小癌肿，为患者争取手术机会；另外，癌症复发或转移时，放疗可以帮助患者控制病情，缓解症状。

对于直肠癌患者来说，放疗在整个治疗体系中占有十分重要的地位，除一些Ⅰ期患者外，其他患者基本都要接受放疗。无论是在术前进行放疗以提高手术切除率，还是在术后和化疗联合作为辅助治疗手段，放疗对于直肠癌患者来说都是不可或缺的治疗手段。

现代肿瘤放疗技术的进展，使放疗越来越精确，在保证疗效的同时，不良反应发生率越来越低。立体定向放疗、调强适形放疗、伽马刀、射波刀，以及质子、重离子放疗等在临床上的应用，使得放疗有了更大的用武之地。

49. 什么是同步放化疗？哪些患者需要同步放化疗？

"同步放化疗"，顾名思义，就是放疗和化疗在同一个时间段或同一个治疗周期内一起实施。

同步放化疗是临床上常用的肿瘤治疗方法，在肺癌、头颈部肿瘤、食管癌、妇科肿瘤方面有较为广泛的应用。对于肠癌，同步放化疗主要应用于直肠癌，针对的是局部分期较晚的患者，例如 T3、T4 或局部淋巴结转移的患者，在手术前的新辅助治疗或手术后的辅助治疗中，同步放化疗都是标准治疗，可以提高局部控制率，减少复发。

在直肠癌中，与放疗同步使用的化疗药物多为氟尿嘧啶类，例如卡培他滨和氟尿嘧啶，此类药物在杀伤肿瘤细胞的同时，可对放疗起到增敏作用，提高放疗的疗效。

除氟尿嘧啶类药物外，国内外学者还在研究其他和放疗联合使用的药物，例如伊立替康，已有研究发现，伊立替康联合卡培他滨在直肠癌新辅助放化疗中，安全性良好，疗效方面也十分有前景。

50. 肠癌放疗易引起哪些并发症？如何处理？

所有细胞（癌细胞和正常细胞）都要生长和分裂，但是癌细胞的生长和分裂比它们周围许多正常细胞都要快。放疗采用特殊设备产生的高剂量射线照射癌变的肿瘤，杀死或破坏癌细胞，抑制癌细胞的生长、繁殖和扩散。虽然一些正常细胞也会受到破坏，出现副作用，但是大多数都会恢复。与化疗不同的是，放疗只会影响癌肿及其周围部位，较少影响全身。

肠癌常见的放疗并发症如下。

（1）放射性皮炎

放疗存在一定的照射区皮肤反应，如瘙痒、脱屑、色素沉着、水疱、湿疹等，严重时甚至引起皮肤糜烂、破溃、化脓、感染等。对于这些反应，尤其是皮肤溃疡时患者需要格外注意：皮肤要充分暴露，避免摩擦，内衣和衣领要柔软、干净；尽量不穿化纤内衣，最好穿纯棉、吸水性强的内衣，以减少对局部皮肤的摩擦、潮湿等刺激；不能暴晒和吹风；不能用过热的水洗浴；不能用刺激性强的洗涤用品；不要在照射野内粘贴胶布，涂抹汞溴红、碘酒等刺激性药物，更不能用手去搔抓，否则会使破溃区变大而且不易愈合。对于不同的皮肤反应可做相应的处理，如红肿时可用一些收敛止痒的药物；而皮肤剥脱溃疡时，可用一些促进皮肤愈合的药物；若合并有炎症，也可用一些外用抗生素。

（2）放射性肠炎

放射性肠炎易发生在腹部照射后，以恶心、呕吐、痉挛性腹痛及腹泻为主，偶有出血、小肠梗阻、穿孔或瘘管形成。乙状结肠最易受损伤，可出现腹痛、里急后重及便血等；肛门黏膜及肛门周围皮肤对放射线敏感，易局部渗出、糜烂及继发感染。出现放射性肠炎时应保证饮食以易消化、易吸收、高维生素及高蛋白质的食物为主，忌食辛辣、油腻食物。治疗上，有腹痛、黏液便及排便不尽者，可选用抗生素治疗；便秘、大便干结者，可给予乳果糖等；便血者，给予止血药物。

（3）放疗相关恶心、呕吐

腹部肿瘤患者接受放疗时常有恶心，甚至呕吐、腹泻等现象。这是因为放射线照射后，正常胃肠黏膜上皮发生充血、水肿所致。此时患者应注意卧床休息，多饮水，以利代谢物的排出；应精心烹调食物，少食多餐，吃易消化的食物，不要吃过甜、过咸、辛辣、油腻的食物；口服 B 族维生素，等药物，可减轻恶心；如呕吐明显，可使用 5- 羟色胺受体拮抗剂和激素治疗。

（4）放射性膀胱炎

直肠癌患者接受放疗时，膀胱往往在放射野内，这样较容易导致放射性膀胱炎，一般发生在放疗开始后第四周，表现为小便量少，小便终末时有疼痛和烧灼感，有时候想小便，但又没有小便可排出，严重的有血尿或血块，可反复发作。对轻、中度放射性膀胱炎，主要采用服用抗生素、止血等措施，膀胱内局部灌注治疗也有一定疗效。

（5）放疗后红细胞、白细胞、血小板减少

造血系统对放射线高度敏感，放疗时骨髓内各种造血细胞的分裂繁殖受到抑制，导致向周围血液中释放的成熟细胞（包括白细胞、红细胞和血小板）减少。因此放疗期间应每周检查一次血常规，对白细胞和血小板下降明显者，给予造血细胞因子治疗，严重时输血或停止放疗。

51. 长疗程放疗和短疗程放疗有什么区别?

肠癌的放疗根据时间长短可以分为长疗程放疗和短疗程放疗,这两者之间有什么不同? 该如何选择呢?

长疗程放疗目前仍是临床上最为常用的治疗方式,对于可以手术的患者来说,长疗程放疗一般要做 25 ~ 28 次,总剂量在 45 ~ 54 Gy,经常和化疗联合在手术前或手术后使用,目的在于加强局部控制,让手术更加彻底,降低复发率。对于不能手术的晚期肠癌患者,放疗目的是减少肿瘤负荷、缓解症状,总剂量有可能超过 54 Gy。

长疗程放疗因为时间比较长,剂量较高,所以临床上经常可以看到一些不良反应,给患者带来不小的痛苦,能不能在保证疗效的同时减少放疗的剂量和疗程呢? 国内外学者就此研究了短疗程放疗。所谓"短疗程放疗",相对于长疗程放疗,疗程更短,放疗总剂量更低,一般短疗程放疗的总剂量为 25 Gy 左右,每次照射 5 Gy,总共照射 5 次。有少量研究表明,短疗程放疗急性不良反应发生率更低,患者耐受性更好,在疗效方面与长疗程放疗相当,但是由于相关研究的数量还不多,短疗程放疗还不能从根本上撼动长疗程放疗的地位,只能在一小部分患者中应用。

52. 接受放疗的患者需要注意哪些事项?

患者在放疗前应该和医生进行沟通,使自己对放疗有所了解,避免紧张、恐惧情绪。

患者在放疗过程中应注意休息,加强营养,注意饮食搭配,遵循"三高一低"的原则,即高蛋白质、高碳水化合物、高维生素、低脂肪,并食用易消化食物,少食多餐;戒烟、酒及辛辣食物,注意口腔卫生。保护被照射皮肤勿受刺激,照射野内皮肤勿贴胶布、膏药,不要涂碘酒、汞溴红、酒精等,也不要热敷。如果出现腹痛、出血、感染、头晕、食欲缺乏、恶心、呕吐等症状,应及时报告医生,医生会注意调整治疗方法及剂量,尽量保护不需照射的部位,同时给予相应的药物治疗。患者可充分摄入水分,从而达到减轻全身反应及避免局部放射损伤的目的。

接受照射后的局部皮肤要保持清洁,避免物理和化学刺激。不能让照射局部受到过分摩擦,患者内衣应柔软。照射后的器官,因受放射线损伤,抵抗力降低,易继发感染,所以要对相应放疗部位加以保护。

53. "伽马刀"和"射波刀"适用于哪些情况?

"伽马刀"不是外科手术刀,它被称为立体定向 γ 射线放疗系统,是一种将现代计算机技术、立体定向技术和外科技术融合于一体的治疗设备,它可将钴发出的 γ 射线进行几何聚焦,其治疗原理类似于放大镜的聚焦过程:把放大镜置于阳光下,放大镜下面会形成一个耀眼夺目的光点即焦点,焦点以外的地方如常,但在焦点处却有很高的热度。聚焦的 γ 射线集中射于病灶,可杀灭癌细胞,对正常组织损伤却较小。其照射治疗范围与正常组织的界限非常明显,边缘如刀割一样,故人们形象地称之为"伽马刀"。伽马刀治疗较为精准,自动化程度较高,可以同时治疗多个肿瘤,一般而言,其对于直径 2 ~ 3 cm 的肿瘤治疗效果较好。

"射波刀"和"伽马刀"一样,属于立体定向放疗系统,"射波刀"又称为"机器人放射外科手术系统",主要由 6 个部分组成:①由机械臂及直线加速器组成的机器人照射系统;②由 X 线平板探测器组成的靶区定位系统;③治疗计划系统;④治疗床;⑤红外线同步追踪摄像机;⑥计算机网络集成与控制系统。射波刀最大的特点是可以随着患者呼吸的变动自动地调节照射位置。随着患者呼吸,癌肿会发生移动,射波刀利用持续影像引导加上系统机器人的移动,可以实时监控呼吸,并能够自动校正照射靶区位置,而不需中断治疗。这样放射线就会跟随着病灶移动,类似"锁定"功能,可以减少对周围正常组织的照射,避免不良反应的发生。

54. 什么是质子、重离子放疗?

质子、重离子放疗是以质子或重离子组成的粒子射线作为治疗媒介的一种放疗技术。质子是构成原子核的基本微小粒子,重离子是质量比 α 粒子重的原子核,如碳离子、氦离子、硅离子、氖离子等。

使用质子、重离子射线治疗肿瘤,主要是因为质子、重离子射线有着和常规放射线不同的特点。α、β、γ 射线和 X 线在进入体内后能量是逐渐衰减的,换句话说,体表接受的照射剂量比体内病灶要大。质子、重离子射线剂量不是逐渐衰减的,是在射线接近终末时,能量突然释放,而在这个位置之前和之后的能量释放非常少,这个现象被称为"布拉格峰",犹如"钻地弹"。质子、重离子放疗对肿瘤细胞具有强大的杀灭效应,而对周围正常组织尤其是射线路径上组织的损伤显著减少,达到既杀灭肿瘤,又不明显产生放射毒副作用的目的。

质子、重离子放疗,特别是重离子放疗,杀灭肿瘤细胞的能力是常规放疗的 3 倍,肿瘤的局部控制率较高,所以质子、重离子放疗的时间较短。

尽管质子、重离子具有诸多优势，但其仍属于新生事物，它的疗效和安全性还有待于进一步研究，而且每一疗程相对昂贵的治疗费用也限制了这项技术的应用。

55. 肠癌的介入治疗效果如何？

癌症的介入治疗就是在 X 线、CT、MRI、超声等影像设备引导下采用穿刺针、导管等微创器材对癌灶进行物理或化学治疗。形象地说，影像设备就像"眼睛"，瞄准肿瘤；穿刺针、导管就像"武器"，对肿瘤发起定点攻击。它的优势是直接对肿瘤起作用，杀伤力大，对周围正常组织影响较小，属于微创治疗。

（1）介入治疗的优点

①微创性。痛苦小，仅经过皮肤或血管穿刺插管即可完成诊断和治疗。②可重复性强。在一次治疗不彻底或肿瘤复发时，可经同样途径多次治疗。③定位准确。治疗操作在影像引导下进行，盲目性小。④局部治疗效果好。对于不适合外科手术及全身化疗的肿瘤，如肝癌等，该方法优于传统疗法。⑤并发症少。由于是微创技术，因此并发症相对较少。⑥可与外科治疗相互配合。对体积较大的肿瘤，术前进行介入治疗，可提高肿瘤的手术切除率，减少术中出血；中晚期肿瘤手术后辅助介入治疗，可以提高肿瘤的治愈率。

（2）肠癌治疗的主要介入技术

①经皮穿刺肿瘤介入治疗。该技术利用穿刺系统直接进入肿瘤组织内，向肿瘤组织内注射化疗药物或无水酒精等，还可引入探针进行微波、射频消融及冷冻治疗，或植入放射性粒子等。②选择性肿瘤供血动脉灌注术。该方法可以使肿瘤组织内药物浓度明显提高，增强治疗效果，同时由于采用此法进入循环系统的药物量显著低于全身静脉给药，副作用明显降低。③选择性经导管动脉栓塞术。一般是在动脉灌注的基础上，经导管注入栓塞物以阻断癌灶的血管，使病灶缺血坏死来达到治疗目的。

肠癌的介入治疗目前多用于不能手术的晚期患者或发生转移的患者，主要目的是减轻肿瘤负荷、缓解症状、提高生活质量、延长生存时间。

56. 晚期肠癌还有必要进行治疗吗？

有很多患者一旦得知罹患癌症，特别是晚期癌症后，就觉得已经被判了"死刑"，认为自己时日无多，要么放弃治疗、听天由命，要么寄情于山水或寻求精神寄托，还有患者听说手术伤"元气"，就拒绝手术治疗。很多人认为化疗有很大的不良反应，还说"化疗化疗，一化就了"。

这些观点都是对癌症以及治疗认识上的误区。世界卫生组织早就指出，癌症约有 1/3 可以预防，1/3 可以治愈，1/3 可以减轻痛苦、延长生命，关键在于科学有效地治疗。癌症并非不治之症，关键是早发现、早诊断、早治疗。癌症的发生、发展有一个过程，只要及时、正确地治疗，合理地用药，就能大大提高治愈率。

对于晚期肠癌，目前也不是不能治疗，经过医学界多年的努力，晚期肠癌患者的生存期有了明显的延长，而且生活质量也有了显著的提高。在多年以前，晚期肠癌没有有效治疗手段时，患者中位生存期大约为半年，随着化疗、放疗、手术等治疗方法的应用，晚期肠癌患者的中位生存期逐渐延长到一年以上。目前肠癌的治疗已经进入个体化和综合治疗时代，尤其是靶向治疗药物的问世，使得晚期肠癌的治疗效果有了质的飞跃，部分患者的中位生存期可超过 30 个月。近年来，免疫治疗的兴起又为肠癌患者带来了新的希望。

随着肠癌分子生物学研究的进展，对肠癌发生、发展机制认识的进一步深入，将会有更多的药物和技术应用于肠癌治疗，相信最终晚期肠癌将会变成一种慢性疾病，虽然不能根治，但是可以长期控制。

57. 肠癌发生肝转移该如何治疗？

肝接收大量来自肠道的血液，所以肠癌转移到肝的概率较大。很多患者是先发现肝转移病灶之后，才发现和诊断肠癌的。还有不少患者是在做了根治性手术后，在随访观察中发现肝转移。由于肝转移在肠癌患者中较为常见，因此肠癌肝转移的治疗就显得十分重要，肝转移治疗结果在很大程度上影响肠癌治疗的效果。肝转移出现的阶段不同，治疗策略和方法也有所不同。

如果在肠癌诊断的初期就发现有肝转移病灶，此时要详细评估肝转移病灶的大小、数量以及与邻近血管的关系等，目的在于判断肝转移病灶是否能够被切除。如果肝转移病灶能够被完整切除，那么手术就是优先考虑的治疗方法，可以将原发癌灶和肝转移灶同时切除，或者分期切除，术后给予辅助化疗。如果肝转移灶不能够被完整切除，就给予化疗和靶向治疗，力争将癌肿缩小，以达到可以手术的程度。

如果在肠癌术后随访过程中发现了肝转移灶，也要优先考虑是否能够再次手术切除，应该鼓励适合二次手术的患者接受手术治疗；因为手术后能完全切除转移灶的患者有希望再次获得根治。

如果经过前期治疗后，患者的肝转移灶仍然无法切除，或者一开始肝内的转移性病灶就比较广泛，没有手术的可能。这时候就不能强求切除，治疗上除控制癌症以外，还要兼顾患者的身体和脏器功能，因为这个阶段的治疗要持续较长时间，要注意保护机体功能，做好打持久战的准备。

58. 肠癌发生肺转移该如何治疗?

肠癌发生肺转移的治疗策略及原则和肝转移治疗有类似的地方，也是优先考虑手术治疗，特别是位于肺外周的孤立病灶，手术切除能够取得较好的疗效。术后也要给予一定疗程的化疗进行辅助治疗。

如果肺内的转移灶较大，或与大血管、心脏等重要器官相邻，外科手术有时会比较困难，在这种情况下，应先进行化疗和靶向治疗，然后密切观察疗效，在发现癌灶能够被手术切除的时候，果断进行手术治疗，术后再进行化疗巩固疗效。

一旦发现肺内的转移病灶较多或分布范围较广时，手术就不是首先考虑的治疗方式了，这时全身性的药物治疗对患者来说就显得十分重要。经过全身性治疗，可能会发现有些病灶得到控制或者缩小了，而另外一些病灶却变化不明显，甚至变大了，这是因为不同的癌细胞团对药物的敏感性不同，这是癌细胞"异质性"的体现。要对付这些"顽固分子"，一方面可以更换药物和方案，另一方面可以使用局部治疗手段，如放疗或微波、射频、冷冻等微创消融的治疗方法，这些治疗方法对于肠癌的肝转移病灶是有效的。

一些年老体弱或者有比较严重慢性心肺疾病的患者，可能无法承受手术或化疗，这个时候，上面提到的微创消融治疗方法可能就会有所帮助，因为这些消融治疗创伤小、恢复快、对局部癌肿疗效好，对控制癌肿、改善症状有较好的作用。

59. 肠癌发生骨转移该如何治疗?

骨骼也是肠癌常见的转移部位。骨转移灶是癌细胞血行转移而来的，即癌细胞脱离原发灶，随血液循环并定位在骨内生长、繁殖而形成的。成年人多见的骨转移部位是脊柱、肋骨、盆骨、颅骨、股骨、肱骨。

骨转移可给患者带来多方面的危害。癌症骨转移是癌性疼痛的主要原因之一，它还可以造成病理性骨折、脊髓压迫、高钙血症和骨髓衰竭等并发症，加速病情的发展。患者常常因为疼痛和活动受限而不得不长期卧床，严重影响癌症患者的正常生活，因此，治疗癌症骨转移对于改善患者生活质量具有十分重要的作用和意义。

临床上为了能够较早发现骨转移病灶，常常会使用骨扫描检查。骨扫描是一种核医学影像检查，在检查前先要注射放射性药物，等骨骼充分吸收后（一般需 2 ~ 3 小时）再用接收放射线的仪器（如 γ 照相机、ECT）探测全身骨骼放射性分布情况，若某一处骨骼对放射线的吸收异常增加或减退，即有异常浓集或稀缺现象，就提示该处骨骼有病变存在，但是这种异常不一定就是骨转移，炎症、感染、外伤在内的多种良性病变也会引起这样的变化。在骨扫描出现异常的时候,需要进行 CT 或 MRI 检查来进一步确认是否有骨转移灶存在。

患者一旦被发现有骨转移病灶,就要开始治疗,治疗包括病因治疗和对症治疗,通常很多治疗手段都具有这两方面的作用。①病因治疗,就是抗癌治疗。这是治疗骨转移病灶的基础,对于肠癌而言,无论是全身性的化疗、靶向治疗,还是局部骨骼的放疗或手术治疗,癌细胞被杀死或清除可以有效地防止骨骼进一步被损伤和破坏。②对症治疗,主要是针对疼痛和其他一些症状进行治疗。对于骨转移引起的疼痛,常用的治疗方法包括药物治疗、神经阻滞、放疗、核素治疗和手术治疗等。在治疗的同时要重视患者的心理治疗,这样才能取得比较好的疗效。

在骨转移治疗过程中,经常会使用一类被称为"双膦酸盐"的药物,它们通过竞争抑制破坏骨细胞活性,阻断病理性骨溶解而起到治疗作用,可以降低病理性骨折等骨相关事件的发生率。目前临床上使用较广泛的是唑来膦酸。

外科手术在骨转移癌的治疗中占有特殊的地位,特别是骨转移癌引起的病理性骨折、脊柱不稳、脊髓压迫,非手术治疗往往难以奏效。骨转移癌手术也有一定风险、如感染、出血和内固定松动等,因此需要慎重对待。

60. 肠癌发生脑转移该如何治疗?

大脑的血液供应十分丰富,血流量占全身的 20% 左右,所以肠癌的癌细胞较容易通过血液循环转移到脑。肠癌脑转移仅次于肝、肺和骨骼,排在第四位。

肠癌发生脑转移常会引起以下症状。

①头晕,多为早期表现,无特征性,时好时差,经常被忽视。②头痛,多由颅内肿瘤增大导致颅内压增高所引起,开始时为阵发性的,以早晨及晚间较多见,部位多在额部及两颞。头痛程度随肿瘤增大而逐渐加剧,时间延长,可变为持续性。③呕吐,呕吐也是肠癌发生脑转移具有诊断意义的一个症状,多伴随头痛症状同时出现,呕吐严重时不能进食,食后即吐。④单侧肢体感觉异常或步态不稳,多是由于脑转移癌侵及中枢感觉或运动神经,有时还会出现偏瘫。⑤视力障碍,常表现为视物模糊或复视。⑥精神异常,如精神兴奋、躁动、忧郁、健忘、幻视、幻听等。

肠癌脑转移最常用的治疗方法是放疗,一般需做全脑放疗,全脑放疗前后可加用三维适形放疗、伽马刀等局部治疗。对于一些孤立性脑转移灶患者,也可考虑手术治疗。除放疗和手术之外,化疗、靶向治疗也是常用的治疗方法。肠癌发生脑转移后,预后较差,患者的生存时间明显缩短,这与肠癌脑转移治疗手段有限以及治疗效果欠佳有关。

61. 如何处理肠癌引起的肠梗阻?

　　腹腔和盆腔内脏器的癌症都有发生肠梗阻的可能,肠癌在癌灶比较大或有腹腔、盆腔转移时,常常会出现肠梗阻,肠癌转移引起的梗阻通常为多部位的。

　　这里要注意的是,肠癌梗阻的原因不一定由癌症本身引起,也有可能是其他原因,如手术后的肠粘连引发的肠梗阻,还有晚期肠癌患者使用吗啡等阿片类药物进行止痛治疗时,由阿片类药物引起的肠梗阻,所以要仔细辨别其发生原因。

　　肠梗阻是晚期肠癌的常见并发症之一。除医务人员外,患者及家属应对肠梗阻的主要症状有一些大概的了解,为提高晚期肿瘤患者的生活质量提供帮助。

　　肠梗阻的主要表现一般与梗阻的部位及水平有关。十二指肠梗阻,由于位置高、接近胃,易引起严重而很难控制的呕吐,但没有明显的腹胀;小肠梗阻尽管也有恶心、呕吐症状,但腹胀更为明显且肠鸣音活跃,同时中上腹疼痛较为剧烈且呈绞痛感;大肠梗阻常引起中下腹高度腹胀,呕吐往往发生较迟。

　　对于肠梗阻的治疗方法,主要包括内科治疗和外科治疗。

　　内科治疗的手段有 4 种。①禁食、禁饮,目的是减少肠道的负担,减少呕吐的发生,同时给予静脉输注营养液以保证身体能量的供应。②胃肠减压,是治疗肠梗阻的重要方法之一,通过胃肠减压吸出胃肠道内的气体和液体,可减轻腹胀,降低肠腔内压力,减少细菌和毒素的吸收,有利于改善局部和全身的情况。③防治感染,肠道内有很多细菌,在正常情况下,这些细菌是不致病的,但是肠梗阻发生时,菌群容易失调,而且肠道的屏障功能和免疫功能下降,容易发生感染,这时候使用抗生素,对防治细菌感染有重要的意义。④减少肠道分泌,肠道每天分泌的液体量多达数千毫升,其中大部分被肠壁重新吸收。肠梗阻的时候,肠道分泌的液体量增加,但重吸收减少,液体在肠道内潴留,加重了梗阻的症状。使用一些控制肠道分泌的药物可以缓解梗阻的症状,临床上常用的是生长抑素类药物,如奥曲肽。

　　手术外科治疗肠梗阻仅在少数肠癌患者中被运用,手术的适应证为:患者估计生存期超过 3 个月,有良好的身体状态,且仅有一处梗阻。如果患者有姑息手术病史、多处梗阻、腹水、可扪及腹部包块或体力评分低下的情况,则不适于手术。另一个外科治疗的方法是有结直肠梗阻时,使用一个柔软且有覆膜的支架通过梗阻部位,使上、下肠腔能够畅通,以解除梗阻的症状。

　　肠梗阻患者经常伴有恶心、呕吐、腹痛等症状,所以在肠梗阻的治疗中,止吐、镇痛治疗也不可少。

62. 肠癌引起的恶性腹水该如何治疗？

恶性腹水是晚期肠癌的常见并发症，多因癌细胞转移至腹膜所致。恶性腹水蛋白质含量较高，浓度约为血浆的 85%，富含蛋白质的腹水是细菌的良好培养基，加上癌症患者免疫功能低下，所以腹水常继发腹膜炎。腹水中查到癌细胞是诊断恶性腹水的可靠依据。

（1）恶性腹水的治疗方法

目前治疗恶性腹水的方法并不多，首先考虑治疗原发肿瘤，多使用化疗，有条件的可以联合靶向治疗药物，原发肿瘤如果得到控制，腹水也可以得到有效治疗。其次是减少腹水，可以先使用利尿剂，增加尿量，从而减少腹水量，可适当补充清蛋白，以增加利尿效果。利尿剂应足量，最好同时应用保钾及排钾利尿剂，以避免钾离子失衡。利尿剂使用 1 周左右后，其效果会下降，停药几天后其疗效可以恢复，所以利尿剂最好间断使用。

当患者腹水量大、症状严重时，例如腹水使胃受压迫致饮食受限并出现恶心、呕吐，或者腹水导致膈肌上抬引起呼吸困难、不能平卧，影响休息和睡眠，以及利尿剂效果不佳时，可考虑使用腹腔穿刺引流术，将腹水排出体外，迅速缓解症状。另外，腹腔穿刺后还可以通过向腹腔内灌注化疗药物、生物制剂、免疫调节剂等方式来治疗腹水。

（2）腹水该不该放？

当出现腹水时，患者和家属经常会问的问题是"腹水该不该放？""腹水是不是放得越多，涨得越快？"晚期肠癌患者腹水产生的速度越来越快，使患者腹痛、腹胀加重，严重影响患者的正常生活。对于晚期肠癌患者而言，缓解症状、提高生活质量是患者及家属的共同心声，因此到底该不该给晚期肠癌患者放腹水，放多少腹水，应具体情况具体分析。

目前腹腔穿刺放腹水的适应证主要有如下几个：腹壁膨胀引起疼痛、不适及胀满；腹水引起膈肌上抬引起的呼吸困难；腹水引起胃部受压出现恶心、呕吐及消化不良。这些情况下只有减少腹水量，才能缓解患者的症状。要注意的是，腹水不能放得过多、过快。因为腹腔压力迅速下降后会加速腹水的生成，所以腹水每放出 200 ~ 300 mL 就要暂停一下，过 30 ~ 60 分钟再放，每天腹水放液总量一般为 1 000 mL 左右，患者症状缓解后可停止放腹水。

63. 如何改善肠癌引起的食欲下降和营养不良？

（1）肠癌患者食欲下降的原因

很多肠癌患者有食欲下降的表现，这和很多因素有关，最常见的有以下几个原因。

①癌症本身引起的食欲减退，例如肠癌引起的腹痛、腹胀、恶心、呕吐等，都可引起食欲减退。如果并发肠梗阻，患者甚至无法进食。②癌症治疗相关的食欲减退，例如进行化疗或放疗的患者多数会出现味觉的变化，这种味觉异常可能与抗癌药物作用于正常的味觉细胞有关，使味觉感受能力下降或出现异常的味觉，患者不能品尝食物原有的味道而影响食欲。化疗还会损伤胃肠黏膜，影响消化功能，或出现其他并发症（如便秘），这些均可引起食欲减退。③环境变化或精神状态不好使患者食欲减退，癌症患者尤其是晚期癌症患者或多或少存在恐惧、抑郁、悲观等不良情绪，这些不良情绪会使他们对食物失去兴趣。很多患者在住院期间，因为医院的饭食不合胃口，且环境发生了改变，食欲大大下降。

（2）如何改善肠癌患者的营养不良

患者食欲不好，加之营养补充不足和癌症的消耗，就会导致营养不良。对于这种情况，应该主要从以下方面入手改善。

调节患者的饮食，给予患者营养丰富、易于消化的食物，烹饪方法要适合患者口味，并做到色、香、味俱全，以增加患者食用量；还可嘱患者适量食用促进唾液腺分泌的食物，如加应子、山楂卷、杨梅等，从而促进胃液分泌，增进食欲。

此外，还可进行药物治疗。目前改善食欲的主要药物有甲羟孕酮、糖皮质激素等。甲羟孕酮不仅能刺激食欲、增加体重、促进蛋白质同化、改善体力及精神状态，而且对骨髓及胃肠道有保护作用，可以减轻化疗药物所致的骨髓抑制及消化道反应。因此，甲羟孕酮是治疗癌症相关食欲下降、营养不良的常用药，能够改善化疗期间癌症患者的生活质量。糖皮质激素也有增加食欲、改善营养状态的作用，但长期使用有较高的不良反应发生率，目前临床上使用最多的是地塞米松。

除使用上述药物以外，使用肠内、肠外营养制剂进行治疗也是改善营养不良状态的重要方法。肠内营养制剂是口服的，其将各种营养素组合在一起供患者使用。肠外营养制剂一般供静脉输注使用，医生可以根据患者需要进行调配。

64. 如何预防和治疗肠癌相关的血栓？

恶性肿瘤患者尤其是晚期患者，常存在凝血功能紊乱，使得患者发生血栓尤其是静脉血栓的危险成倍升高。静脉血栓栓塞（VTE）也成为肿瘤常见并发症之一，发生率为 4% ~ 20%，是非肿瘤患者的 7 倍左右，静脉血栓栓塞中的肺栓塞是导致肿瘤患者死亡的重要原因之一。

肠癌患者，特别是晚期肠癌患者也时刻面临静脉血栓栓塞的风险，而其中进行化疗的患者以及有深静脉置管的患者，发生静脉血栓的风险更高，因此要引起高度重视，临床上要积极预防和治疗。

对于肠癌患者，要常规进行风险评估。如果属于静脉血栓栓塞高危患者，例如长时间卧床、高龄、使用激素或血管生成抑制剂治疗等，则要考虑进行预防性抗凝治疗，而且抗凝治疗要有足够的疗程。

临床上，如果发现患者出现浅表性静脉炎、单侧肢体远端水肿，或不明原因的呼吸急促、胸痛、咯血、心动过速、情绪不安、氧饱和度下降，应考虑静脉血栓栓塞可能，应尽早进行相关检查，包括血常规、凝血功能检查，以及血管超声、CT 血管造影等。一旦明确发生了静脉血栓栓塞，就要立刻进行治疗，包括抗凝甚至溶栓治疗，并且密切观察病情变化。患者病情缓解后仍要接受长期的抗凝治疗以预防静脉血栓栓塞再次发生。

65. 肠癌引起的疼痛如何治疗？

疼痛其实就是由组织损伤或潜在的组织损伤所引起的一种不舒适的感受和自觉症状，换句话说，疼痛是一种躯体的精神症状。

（1）肠癌引起疼痛的原因

那么，肠癌为什么会引起患者疼痛呢？主要有以下几个原因。

①与癌症相关的原因，如癌肿侵犯肠壁、腹膜，或神经压迫、受侵犯等，可引起疼痛。②与癌症治疗相关的原因，如术后瘢痕或粘连、放疗导致的组织纤维化、化疗导致的神经病变等。③与癌症引起的并发症相关的原因，如便秘、压力性损伤、关节强直及少见的疱疹后神经痛等。

（2）疼痛的影响

疼痛是晚期癌症最为常见的症状之一，也是对患者影响最为明显的症状。疼痛会对患者造成许多不利的影响，典型影响如下。

①疼痛会引起患者情绪障碍，如焦虑、烦躁、不安、抑郁、恐惧等，影响患者睡眠。②疼痛会限制患者活动，对行动能力、日常生活、社交和工作产生负面影响。③疼痛会对脏器功能造成损害，如血压升高、心律失常、水钠潴留、低氧血症、肺炎、肺不张、消化不良、食欲缺乏、恶心、呕吐、免疫功能下降。

长期的癌痛会给患者带来极大的痛苦，影响生活质量，令其丧失生活自理能力。同时会使患者的机体免疫力下降，使癌症有进一步发展的机会。因此，癌症引起的疼痛需要治疗，患者无须忍痛。

（3）疼痛的评估方法

疼痛有着变化繁多的表现形式，主要是由人体的复杂性及机体内、外部环境的不断变化和相互影响造成的。外部刺激与机体应对这些刺激的能力之间是一种互动关系，这种关系大大加深了治疗疼痛的复杂程度。这就是为什么在同样的刺激下，有的患者会感到剧烈疼痛，而有的患者却不然，甚至同样的疼痛刺激出现在不同的生命时刻，对个体的影响也不尽相同。因此，正确认识疼痛、了解疼痛，才能有效地控制疼痛。

疼痛评估是控制癌症疼痛最关键的一步，治疗开始前必须对疼痛进行详尽又全面的评估，通过评估，医生可以了解疼痛的分类、性质、强度、部位、范围，为临床选择疼痛治疗方法提供参考依据。患者对疼痛评估的内容也要有所了解，这样才能配合医生做好评估。评估患者的疼痛是一种很重要的技巧，它需要良好的思路、耐心地倾听和敏锐地观察。经验的积累对精确评估是很有帮助的，但精确评估并不能一次完成，需要反复进行。

疼痛是一种主观感受，但要将其客观地反映出来就需要采用某些测量工具。目前常用的有简明疼痛量表（BPI）和麦吉尔疼痛问卷（MPQ）。其他可靠有效的自评工具还有：①视觉模拟评分法（VAS）。这种方法是用一段有标记的直线，直线的两端分别表示无痛和剧痛，被评估的患者标出直线上的一点来表示自己所感受到的疼痛程度。②语言分级评分法（VRS）。这种方法以一组顺序排列的词来描述疼痛的不同强度等级，如无痛、轻度疼痛、中度疼痛、重度疼痛。③数字分级评分法（NRS），NRS与VAS很相似，但NRS所用的是数字标记的直线，这些数字表示疼痛的强度等级。

总之，只有正确评估患者的疼痛，才能采取措施快速、确切地缓解患者的痛苦。疼痛规范化治疗原则包括有效消除疼痛，限制药物不良反应发生，把疼痛及治疗带来的心理负担降到最低，全面提高患者的生活质量等。

（4）常用的癌痛治疗方法

常用的癌痛治疗方法包括以下几类。

①镇痛药物，镇痛药物治疗是首选方法，具有给药方便、有效、可控性强、安全的优点，主要采用口服或无创性给药方法。其中以吗啡为代表的阿片类药物是癌痛治疗的基础用药，同时辅以其他药物，例如非甾体类镇痛药（如塞来昔布）、激素（如地塞米松）、抗惊厥药物（如卡马西平）、吩噻嗪类药物（如异丙嗪）等，这些辅助药物可以协助镇痛，并能够减少阿片类药物的不良反应。②手术方式，包括神经阻滞术、介入手术等，主要是破坏疼痛相关的外周神经以控制疼痛。③其他方法，包括心理治疗、抗焦虑和抗抑郁治疗（如地西泮、奥氮平、阿米替林等）。

66. 吗啡类药物镇痛会成瘾吗？该不该用？

很多患者和家属在使用吗啡等阿片类镇痛药时总是会担心成瘾，经常会想："我现在疼得还可以忍受，就尽量少吃镇痛药，不然容易上瘾，戒不了。"或是担心："现在用这么强的镇痛药，以后疼得厉害了，药物就不起作用了。"许多患者忍痛不说，或不用药、少用药。患者害怕成瘾已经成为疼痛治疗的主要障碍之一。

其实，阿片类药物的精神依赖才被称为成瘾性，是指患者为了得到精神上的快感而不择手段地获取药物的行为。这种快感在机制上是和药物的"峰谷浓度"有关，是血液中阿片类药物浓度的骤然升降给患者带来的精神上的改变，是滥用药物的行为。治疗性使用阿片类药物是为了镇痛的医学目的，追求的是稳定和持续的药物浓度。

国内外大量研究资料表明，阿片类药物用于缓解癌症疼痛时，极少成瘾。据报道 11 882 例使用吗啡治疗癌痛的患者中，仅有 4 例出现依赖。10 000 例口服硫酸吗啡缓释片（美施康定）的患者无一例成瘾。所以，患者在医生的指导下正确使用吗啡等阿片类药物治疗疼痛不用担心成瘾。

患者也可以自问一下："假如病情控制了，疼痛也不存在了，我还会用镇痛药吗？我会不会撒谎说还很痛而向医生要求用药？我会不会去找更多的镇痛药，不是为了镇痛，而是为了得到精神上的快感呢？"如果答案是否定的，成瘾的顾虑就可以消除了。

67. 常用的祛邪抗癌中药有哪些？

中医认为，长期饮食失节，如暴饮暴食，嗜食肥甘厚味、烟熏烧烤和腌制食品，易导致脾胃功能失调、运化失职而生湿化痰，壅遏气血，酿生热毒，最终形成癌毒蕴结肠腑，导致肠癌发生。

常用的祛邪抗癌中药可分为以下几种。

（1）消痰散结药

消痰散结药有制半夏、天南星、石菖蒲等。痰浊是人体内津液代谢失调所产生的病理产物，既是肠癌病灶的组成部分，也是促进肠癌产生的"温床"，更是促进肠癌转移的"催化剂"。消痰散结中药具有燥湿化痰、利湿解毒、散结消症的功效，可针对"痰邪"这一重要病机发挥治疗肠癌的作用。

（2）清热解毒药

清热解毒药有黄连、黄芩、土茯苓等。此类药物针对"热毒"这一肠癌病机，具有清热解毒、抗癌的功效，是治疗肠癌的常用药物。

（3）以毒攻毒药

以毒攻毒药有蜈蚣、壁虎（天龙）等。此类药物根据中医"以毒攻毒"的理论，对肠癌"癌毒"的病机发挥作用。因多数药物具有一定毒性，临床应用时应严格控制药物剂量，必须在中医生指导下服用。

（4）活血化瘀药

活血化瘀药有丹参、桃仁、红花等。"血瘀"这一病机可以出现在肠癌形成、侵袭、转移的各个阶段，适当应用活血化瘀药物有助于气血运行，促进术后康复。应用此类药物要遵循"辨证论治"原则，如不加辨证，大剂量使用活血化瘀药物容易导致出血，在肿瘤进展期大量应用此类药物还有可能引发肿瘤远处转移。

68. 常用的扶正抗癌中药有哪些？

中医认为"邪之所凑，其气必虚"，就是说人体某个脏腑器官之所以会出现病症，肯定是因为其存在的正气不足，才会导致邪气侵袭而发病。结合临床来看，肠癌发病前多有漫长的癌前状态，湿热邪气等蕴结肠腑日久，必然导致正气亏虚；治疗过程中放疗、化疗、手术等也会进一步损伤人体正气，引起机体免疫力下降。因此，"扶正"也是肠癌中医药治疗过程中的基本方法之一。

结合人体气血阴阳虚衰的病理偏向，中医临床将扶正药物分为补气药、养血药、温阳药和滋阴药四类。

①补气药，如人参、党参、白术、山药等，用于乏力、神疲、气短、自汗、纳少、易感冒等气虚证候。②养血药，如当归、白芍、熟地黄、阿胶等，用于面色淡白或萎黄、头晕眼花、心悸失眠、手足麻木等血虚证候。③温阳药，如鹿茸、淫羊藿、肉桂等，用于畏寒、肢冷、小便清长、大便稀薄等阳虚证候。④滋阴药，如熟地黄、山茱萸等，用于形体消瘦、口燥咽干、五心烦热、潮热盗汗等阴虚证候。

现代药理学证实，扶正类中药能增强机体免疫功能，通过加强如 DNA 修复、抗基因突变、诱导肿瘤细胞分化、促进癌细胞凋亡等作用来控制肠癌生长。在物质代谢方面，扶正类中药对肝、脾、骨髓等器官组织的蛋白质合成有促进作用，可改善脂质代谢，调节内分泌，改善患者分泌功能减退等。

参考文献

[1] 陈焕朝，闫玉虎，陈焕朝.结直肠癌的治疗与康复 [M].武汉：湖北科学技术出版社，2016.

[2] 崔朕嘉.结肠癌采用奥沙利铂联合化疗治疗的疗效探究 [J].中国现代药物应用，2023，17（17）：129-131.

[3] 戴昌华.完整结肠系膜切除在结肠癌手术治疗中的应用效果 [J].当代临床医刊，2023，36（4）：21-22.

[4] 戴恒兵.大肠癌预防与综合治疗策略 [M].昆明：云南科技出版社，2018.

[5] 董坚，李云峰.结直肠癌 MDT 典型病例荟萃 [M].昆明：云南科学技术出版社，2021.

[6] 顾晋.外科医生的故事大肠癌传 [M].北京：人民卫生出版社，2023.

[7] 顾晋.结直肠癌顾晋 2018 观点 [M].北京：科学技术文献出版社，2018.

[8] 顾艳宏，孙跃明.你问我答话肠癌 [M].南宁：广西科学技术出版社，2019.

[9] 郭春花.针灸联合参苓白术汤治疗晚期大肠癌姑息化疗患者临床观察 [J].光明中医，2023，38（19）：3810-3812+3850.

[10] 韩增风，牛小玉，查春媛.基于"培中焦，黜下焦"探析贾英杰辨治大肠癌 [J].现代中医临床，2023，30（5）：102-106.

[11] 胡博乾，郎晓猛，李培通，等.基于数据挖掘分析国医大师李佃贵治疗结肠癌术后用药规律 [J].河北中医药学报，2023，38（4）：1-4+10.

[12] 胡维勤.学会吃！快速调理肠癌 208 种调理食谱 [M].哈尔滨：黑龙江科学技术出版社，2018.

[13] 纪辉涛，王梅平，张再重，等.原发灶联合胰腺及其周围脏器切除术治疗 27 例局部进展期结肠癌的临床资料分析 [J].结直肠肛门外科，2023，29（4）：341-345.

[14] 季加，季加孚.肿瘤科普百科丛书结直肠癌 [M].北京：人民卫生出版社，2023.

[15] 李春雨.大肠癌名医解答 [M].北京：人民军医出版社，2012.

[16] 李兆申.消化道癌可治也可防大肠癌 [M].上海：上海科学技术出版社，2019.

[17] 林丽珠，肖志伟，左谦，等.三师而行，远离大肠癌 [M].广州：广东高等教育出版社，2018.

[18] 刘巍，樊代明，郝希山.结直肠癌 [M].天津：天津科技翻译出版有限公司，2022.

[19] 龙赤荣，张露，彭上，等.嵌合抗原受体 T 细胞治疗结肠癌的研究进展 [J].山东第一医科大学（山东省医学科学院）学报，2023，44（9）：682-686.

[20] 彭琰，杨柱，杨兵，等.基于"肺-脾-肠"理论探讨大肠癌癌性疲乏的治疗 [J].云南中医中药杂志，2023，44（9）：14-17.

[21] 沈红，雷舒.基于 5 个框架回授法的健康教育对结肠癌化学治疗患者的干预效果 [J].成都医学院学报，2023，18（4）：515-519.

[22] 史航，邓皖利，刘慧，等.健脾法治疗大肠癌的中医研究进展 [J].现代肿瘤医学，2023，31（20）：3874-3879.

[23] 孙丽红. 何裕民精准饮食抗癌智慧生了肠癌怎么吃 [M]. 长沙：湖南科学技术出版社，2021.

[24] 汪建平. 大肠癌看名医 [M]. 广州：中山大学出版社，2016.

[25] 王帝，宋展，钱国武，等. 腹腔热灌注联合静脉化疗治疗进展期右半结肠癌疗效观察 [J]. 新乡医学院学报，2023，40（10）：950−954+959.

[26] 王晓亮，朱建斌. 结直肠癌微创治疗技术 [M]. 上海：上海科学技术出版社，2020.

[27] 王新颖、李丙生. 结直肠癌筛查与早诊早治 [M]. 广州：华南理工大学出版社，2020.

[28] 王湛，臧远胜. 抗癌必修课肠癌 [M].3 版. 上海：上海科学技术出版社，2023.

[29] 王征. 大肠癌防治专家解读 [M]. 武汉：华中科技大学出版社，2022.

[30] 吴小材，尹路. 局部进展期结肠癌综合治疗现状 [J]. 结直肠肛门外科，2023，29（4）：337−340.

[31] 杨丰帅，彭玲，邱东达，等.5− 氟尿嘧啶介导氧化应激治疗结肠癌的关键基因筛选 [J]. 南昌大学学报（医学版），2023，63（4）：73−79.

[32] 杨智岗，车鸣桦，黄海，等. 肠道支架置入联合腹腔镜手术治疗梗阻性左半结肠癌的临床疗效观察 [J]. 结直肠肛门外科，2023，29（4）：363−367.

[33] 余飞浩，黄洁，程念，等. 免疫代谢重编程：中医药治疗结肠癌的新视角 [J]. 江西中医药，2023，54（9）：70−75.

[34] 张海增. 应对结直肠癌专家谈 [M]. 北京：中国协和医科大学出版社，2014.

[35] 张丽，杨丽丽，乔虹等. 四君子汤加减联合艾灸辅助治疗结肠癌术后患者的效果 [J]. 河南医学研究，2023，32（19）：3581−3584.

[36] 张卫，颜宏利，高显华，等. 早发性结直肠癌 [M]. 上海：上海科学技术出版社，2021.

[37] 张煜. 解惑结肠癌治疗 [M]. 北京：中国科学技术出版社，2022.

[38] 章学林. 肠癌无忧 [M]. 上海：上海科学技术出版社，2022.

[39] 赵宇明，莫日根，史圣华. 大肠癌经典方临证精华 [M]. 北京：中国中医药出版社，2019.

[40] 朱麒，刘迁，肖敏，等. 信迪利单抗联合呋喹替尼治疗微卫星稳定型晚期结肠癌患者的临床疗效及对患者免疫功能的影响 [J]. 中国免疫学杂志，2023，39（9）：1922−1927.

[41] 庄严，赵鹏. 大肠癌百问百答 [M]. 天津：天津科技翻译出版有限公司，2017.